성공하는 동물병원의 마케팅 공식

성공하는
동물병원의
마케팅 공식

ⓒ 플러스벳, 2025

초판 1쇄 발행 2025년 11월 5일

지은이	플러스벳
기획편집	김평섭, 하은선, 김형조
펴낸이	이기봉
편집	좋은땅 편집팀
펴낸곳	도서출판 좋은땅
주소	서울특별시 마포구 양화로12길 26 지월드빌딩 (서교동 395-7)
전화	02)374-8616~7
팩스	02)374-8614
이메일	gworldbook@naver.com
홈페이지	www.g-world.co.kr

ISBN 979-11-388-4899-2 (03320)

- 가격은 뒤표지에 있습니다.
- 이 책은 저작권법에 의하여 보호를 받는 저작물이므로 무단 전재와 복제를 금합니다.
- 파본은 구입하신 서점에서 교환해 드립니다.

성공하는 동물병원의 마케팅 공식

**반려 인구 1,500만 시대 …
선택받는 동물병원의 차별화 전략**

플러스벳 지음

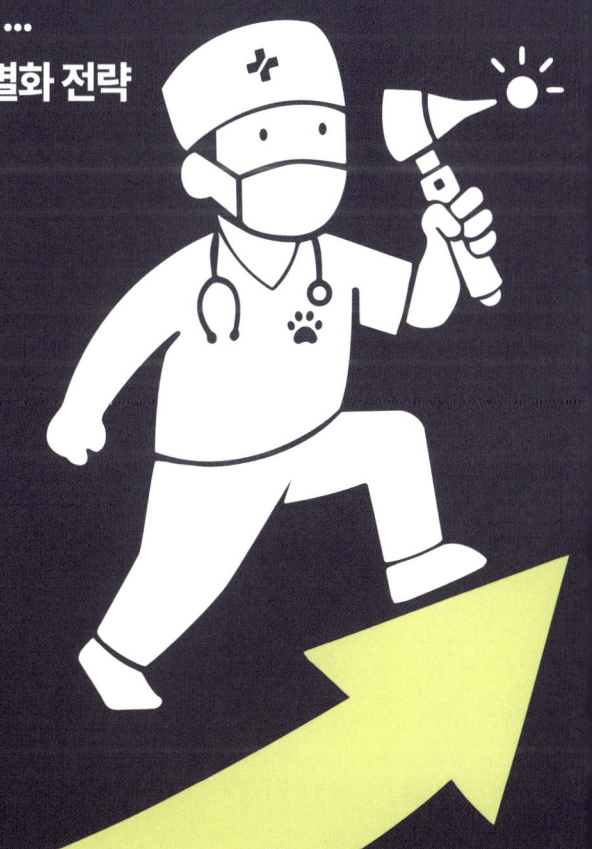

좋은땅

우리 동물병원 마케팅 활동 진단 테스트

이 책의 내용을 기반으로 만든 마케팅 활동 진단 테스트입니다. 아래의 문항을 읽고 점수를 매겨 보세요.

매우 그렇다: 5점 | 그렇다: 4점 | 보통이다: 3점 | 그렇지 않다: 2점 | 전혀 그렇지 않다: 1점

마케팅 활동 진단 체크리스트

✓ 온라인 노출 및 검색 관리

1. 우리 병원을 네이버에서 검색했을 때 정확한 정보가 잘 나타난다. ( )
2. 네이버 플레이스의 리뷰 관리를 하고 있다. ( )
3. 병원 블로그나 SNS를 주 1회 이상 업데이트하고 있다. ( )
4. 보호자들이 자주 검색하는 질환명으로 우리 병원 콘텐츠를 찾을 수 있다. ( )

✓ 보호자 커뮤니케이션

5. 진료 후 보호자에게 케어 및 재방문 안내 메시지를 보내고 있다. ( )
6. 예방접종이나 정기검진 알림을 자동으로 발송하는 시스템이 있다. ( )
7. 보호자의 질문에 24시간 내에 응답할 수 있는 체계가 있다. ( )
8. 재방문이 필요한 케이스에 대해 적절한 팔로업을 하고 있다. ( )

✔ 진료 기록 및 데이터 관리

9. 모든 진료 내용을 디지털로 체계적으로 기록하고 있다. ( )

10. 보호자별 진료 이력과 특이사항을 쉽게 확인할 수 있다. ( )

11. 월간 신규/재진 환자 수 등 기본 통계를 파악하고 있다. ( )

12. 자주 묻는 질문들을 정리해서 일관된 답변을 제공한다. ( )

✔ 예약 및 운영 시스템

13. 온라인 예약이 가능하고 예약 확인 시스템이 자동화되어 있다. ( )

14. 대기 시간을 보호자에게 미리 안내하는 시스템이 있다. ( )

15. 진료 외 반복 업무의 상당 부분이 자동화되어 있다. ( )

16. 직원들이 보호자 응대 시 일관된 안내를 할 수 있는 매뉴얼이 있다. ( )

점수 총합: ____ 점

마케팅 활동 진단 결과

16-37점: 마케팅 활동 시작 단계
'좋은 진료만 하면 된다'는 생각에서 벗어날 때입니다

마케팅에 대한 확신이 부족한 편입니다. 현재 '진료만 잘하면 되는 거 아닌가?' 하는 생각이 들거나 마케팅 효과에 대해 의심을 가질 수도 있습니다. 보호자는 줄어드는데 무엇을 어떻게 해야 할지 모르겠고, 온라인 관리나 SNS 운영은 진료에 방해가 되는 것 같아 부담스러운 편입니다. 하지만 걱정하지 마세요. 이 책과 함께 바로 지금 가장 기본적인 것부터 차근차근 시작해 보겠습니다.

38-59점: 마케팅 활동 성장 단계
'뭔가 하고는 있는데 체계적이지 않다'는 느낌이 드시나요?

마케팅을 완전히 무시하지는 않지만 아직 체계가 부족한 상태입니다. 아마도 블로그나 SNS를 가끔 올리기는 하지만 꾸준하지 못하고, 보호자 관리도 그때그때 생각날 때만 하는 편일 것입니다. 온라인 노출, 보호자 소통, 예약 관리, 후기 관리 중에서 어떤 부분이 가장 약한지 파악하고 이 책에서 제시하는 단계별 방법을 따라 한다면 분명 눈에 띄는 변화를 경험할 수 있습니다.

60-80점: 마케팅 활동 최적화 단계
'안정적인 성장'을 이어 가고 있는 단계입니다

마케팅에 대한 이해도가 높고 실행력도 뛰어난 편입니다. 당신은 보호자와의 소통을 중요하게 생각하고 병원 운영을 체계적으로 하며 온라인 관리도 꾸준히 하는 원장님입니다. 명확한 병원 철학을 가지고 있고 새로운 시도를 두려워하지 않으며 데이터를 보고 개선점을 찾아내는 능력도 있습니다. 이 책을 통해 현재의 마케팅 활동을 더욱 정교하게 다듬고 경쟁력을 한층 더 높일 수 있을 것입니다.

어떤 점수가 나왔든 걱정하지 마세요

이 책에서 제시하는 방법들은 모두 작은 것부터 시작해서 점진적으로 발전시킬 수 있는 실전 전략들입니다. 중요한 것은 완벽한 시작이 아니라 꾸준한 실행입니다. 지금부터 함께 시작해 보겠습니다.

> 들어가며

진료만으로 충분했던 시절은 끝났다

• 변화하는 시대, 달라져야 하는 병원 운영

평범한 어느 월요일 아침, 서울 강남구의 한 동물병원. 개원 7년 차인 박 원장은 지난주 진료 현황을 확인하며 고개를 갸우뚱했습니다. 작년 같은 시기와 비교했을 때 진료 건수가 20% 가까이 줄어들어 있었습니다. 실력이 부족한 것도 아니고, 보호자들과의 관계가 나쁜 것도 아니고, 시설에 문제가 있는 것도 아닌데 말입니다.

> '예전엔 그냥 친절하게 잘 봐드리기만 하면 됐는데… 뭘 더 해야 하는 걸까?'

박 원장의 이런 고민은 요즘 전국 수많은 동물병원 원장들이 공통으로 겪고 있는 현실입니다. 몇 년 전만 해도 동물병원은 단순히 아픈 동물을 치료해 주는 곳이었습니다. 하지만 지금은 상황이 완전히 달라졌습니다.

• 펫코노미 시대의 도래

반려동물 산업은 2032년에는 21조 원에 달할 것으로 전망됩니다.* 반려동물을 가족으로 여기는 펫팸족(Pet+Family) 문화가 확산되면서 반려동물 양육 인구가 1,500만 명을 넘어서며, 보호자들의 소비패턴과 정보 탐색 행태가 완전히 바뀌었습니다.

- 2019년: '집에서 가까운 동물병원'으로 검색
- 2025년: '슬개골 탈구(질환명)' + 'OO구(지역명)' + '동물병원 후기'로 검색

증상의 치료에서 예방, 건강관리, 전문진료까지. 보호자의 기대치는 높아졌고, 선택 기준은 까다로워졌습니다.

• 수의사라는 직업과 마케팅의 충돌

'마케팅이라고 하면 뭔가 환자를 속이는 것 같아요', '진료에만 집중하고 싶은데 SNS까지 신경 써야 하나요?' 많은 수의사 선생님들이 이런 고민을 합니다. 이런 생각들이 틀린 건 아닙니다. 수의사의 본질은 분명 동물을 치료하는 것이니까요.

하지만 현실은 다릅니다. 진료 실력도 뛰어나고 진료비도 합리적인 경기 모 신도시 개원 3년 차 김 원장은 한 달 신규 환자가 고작 3-4명에 불과합니다. 풍부한 경력과 최신 장비를 갖춘 광역시

---

* 동아닷컴, 「반려동물 산업, 2032년 21조 원 전망」, 2025년 1월 25일 보도.

개원 7년 차 이 원장은 '온라인에서 병원 정보를 찾기 어렵다'는 피드백을 듣습니다. 지역 신뢰도가 높고 재진율이 85%에 달하는 작은 병원을 운영 중인 15년 차 박 원장조차 성장이 정체되면서 '요즘 젊은 원장님들은 SNS를 잘하시더라'는 말을 듣고 있습니다.

수의사는 특수한 환경에서 진료를 합니다. 말을 할 수 없는 동물의 증상을 파악하는 동시에, 보호자의 설명을 듣고 오해나 불안을 해소해야 합니다. 예를 들어, '우리 고양이 턱에 여드름이 많이 나고 식욕이 없어요'라는 말 뒤에는 전혀 다른 원인이 숨겨져 있을 수 있습니다. 이 문제를 정확히 진단하고, 보호자가 이해할 수 있는 언어로 설명하는 능력이 바로 수의사만의 특별한 커뮤니케이션입니다.

그러나 많은 수의사들이 '마케팅'을 단순히 광고나 영업으로 오해합니다. 진정한 동물병원 마케팅은 보호자에게 필요한 정보를 적절한 시점에 제공하고, 병원의 진료 철학을 명확하게 전달하며, 보호자와의 신뢰 관계를 체계적으로 구축하는 일입니다. 사실 수의사들은 이미 마케팅을 하고 있습니다. 보호자에게 병명과 치료법을 설명하고, 집에서 관리할 방법을 안내하며, 다음 방문 일정을 조율하는 모든 과정이 바로 마케팅의 핵심입니다.

동물병원 마케팅을 새롭게 정의하면 '진료실에서의 소통과 케어를 진료실 밖까지 확장하는 것'입니다. 보호자들은 병원에 오기 전 이미 많은 정보를 검색하고, 선택지가 늘어나면서 주도권을 쥐게 되었습니다. 디지털 환경에 익숙한 보호자가 증가하며,

병원과의 첫 만남도 온라인에서 시작되는 시대가 되었습니다.

이 변화는 위기가 아니라 기회입니다. 수의사에 대한 신뢰와 존경, 생명을 다루는 직업만이 가진 특별한 가치, 그리고 매일의 진료 경험이 곧 풍부한 콘텐츠가 될 수 있습니다. 중요한 것은 이 전문성과 따뜻함을 어떻게 효과적으로 전달하느냐입니다.

이 책은 그 방법을 알려드립니다. 진료실에서 매일 보여 주시는 전문성과 따뜻함을 더 많은 보호자에게 전달하고, 정말 도움이 필요한 보호자가 선생님을 찾게 만드는 구체적인 방법들을요.

목차

우리 동물병원 마케팅 활동 진단 테스트 — 004
들어가며 — 008

1장 홍보를 하지 않아도 병원이 바빴으면 좋겠어요

01 보호자는 어떻게 병원을 선택할까요? — 019
02 동물병원 마케팅, 진료실 밖의 또 다른 진료 — 023
03 마케팅에 대한 인식 전환 — 부담에서 기회로 — 026

2장 입소문만으론 부족하다

01 동물병원 성장의 3단계 구조 설계 — 032
02 첫 방문을 만드는 키워드 전략과 지역 노출 — 034
03 보호자의 '다음 방문'을 결정짓는 첫인상 관리 — 037
04 진료실 안에서 시작되는 재방문 마케팅 — 041

3장 팀 전체가 움직이는 마케팅 운영 시스템

01 병원 전 팀이 움직이는 운영 설계 — 048
02 마케팅 자동화가 필요한 이유, 작은 병원일수록 더 절실하다 — 052

03　진료 흐름 속 자연스러운 자동화 포인트　　　　　　　- 054

4장 보호자의 검색에 동물병원이 답하는 법

　　01　보호자는 검색창에서 동물병원을 만난다　　　　　- 060
　　02　'완벽함보다 진정성'을 중심으로　　　　　　　　　- 063
　　　　　— 일상에서 시작하는 콘텐츠 전략
　　03　리뷰와 연결되는 콘텐츠 생태계　　　　　　　　　- 067
　　04　지속가능한 콘텐츠 생산 시스템 만들기　　　　　　- 069

5장 일상에 녹인 30분 마케팅 루틴과 ChatGPT 활용법

　　01　동물병원 전체에 마케팅 루틴을 설계하는 법　　　- 078
　　02　루틴을 자동화하는 구조 만들기　　　　　　　　　- 080
　　03　동물병원 마케팅, ChatGPT의 현실적 활용법　　　- 084

6장 동물병원의 첫인상을 결정하는 비언어적 신호

　　01　보호자 눈에 '우리 병원답다'는 행동이란?　　　　- 092
　　02　응대·공간·태도로 만드는 비언어 마케팅　　　　　- 094

03   보호자가 다시 찾는 병원을 만드는 디테일 - 099

7장 보호자 리뷰 관리와 관계 지속

01   부정 리뷰 대응 가이드 - 108
02   진심이 담긴 리뷰 유도 문구 - 112
03   ChatGPT로 리뷰 분석하기 — 실전 활용법 - 116
04   리뷰가 만드는 우리 동물병원 - 123

8장 지속가능한 동물병원을 위한 성장 전략

01   지속가능한 동물병원을 꾸리는 심리적 전략 - 132
02   감정적 소진을 줄이는 기록 중심 업무 흐름 - 135

도움이 될 만한 자료 - 138
감사의 말 - 143

1장

홍보를 하지 않아도 병원이 바빴으면 좋겠어요

원장들은 대부분 '홍보 없이도 환자들이 저절로 찾아왔으면 좋겠다'고 생각한다. 하지만 진정한 마케팅은 요란한 광고나 과장된 홍보가 아니라, 보호자와 반려동물에게 진정으로 도움이 되는 가치를 전달하는 것이다. 이번 장에서 살펴볼 '마케팅 관점의 전환'에서는 수의사로서의 전문성을 자연스럽게 알리는 방법, 진료 철학을 마케팅으로 연결하는 구체적인 전략, 그리고 홍보 부담 없이도 꾸준히 성장하는 병원의 비밀을 다룬다. 마케팅은 선택이 아닌, 더 나은 진료 서비스를 위한 필수 과정이다.

'우리 병원은 광고를 하지 않습니다.' 많은 수의사들이 이렇게 말합니다. 그 말에는 묘한 자부심이 담겨 있습니다. '우리는 진료로 승부한다'는 철학과 좋은 진료는 결국 보호자에게 전해지고 다시 방문한다는 믿음이 깔려 있습니다. 실제로 입소문은 여전히 강력한 마케팅 수단입니다.

그러나 이 방법에는 중요한 한 가지가 빠져 있습니다. 입소문이 나기까지 보호자가 병원을 알게 될 '첫 번째 접점'입니다.

보호자들은 이제 더 이상 무작정 병원을 방문하지 않습니다. 검색창에 'OO 잘하는 동물병원 추천', '중성화 수술 잘하는 고양이 병원' 같은 키워드를 입력하고 검색 결과에서 첫인상을 결정합니다. 별점, 후기, 예약 편리성, 안내문의 친절함까지 모두 병원의 이미지를 형성하는 요소입니다. 이 진입점이 없다면 아무리 뛰어난 진료를 하더라도 보호자에게는 존재하지 않는 병원이 될 수 있습니다.

01
보호자는 어떻게 병원을 선택할까요?

변화하는 보호자의 의사결정 과정

직장에서 피곤한 하루를 보내고 집으로 돌아가는 길, 보호자는 스마트폰에서 쉽고 빠르게 예약 가능한 병원을 선호합니다. 보호자는 예약의 편의성, 병원의 신속한 응대, 명확한 안내 등을 통해 병원의 첫인상을 형성합니다. 이러한 편의성이 부족한 병원은 선택의 대상에서 제외될 가능성이 큽니다.

보호자의 동물병원 선택 프로세스의 실제

STEP 1: 문제 발견과 정보 탐색(5분)
- 반려동물 상태가 평소와 다른 경우 → 즉시 스마트폰으로 증상 검색
- ChatGPT 외 AI, 네이버, 구글에서 '강아지 설사', '고양이 구토' 증상 검색
- 초기 정보 수집과 심각성 판단

STEP 2: 병원 검색과 후보군 선정(10분)
· 'OO동 고양이 동물병원 추천', '24시간 응급동물병원' 검색
· 네이버/카카오 지도에서 병원 위치, 별점, 리뷰 확인
· 3-5개 병원을 후보로 선정

STEP 3: 세부 정보 비교 검토(15분)
· 각 병원의 진료시간, 예약 가능 여부 확인
· 홈페이지나 블로그에서 전문성 확인
· 진료비 정보 및 주차 가능 여부 체크

STEP 4: 최종 결정과 예약(3분)
· 종합적 고려 후 1개 병원 선택
· 온라인 예약 또는 전화 예약 시도
· 예약 과정의 편의성이 최종 인상에 영향

의사결정 영향 요소의 우선순위 변화

순위	2019년	2025년	변화 포인트
1	거리	온라인 평점	신뢰성 중시
2	진료비	전문 분야	전문성 추구
3	친절함	예약 편의성	효율성 중요
4	시설	리뷰 후기	경험 공유
5	추천	거리/접근성	편의성 기본

첫 번째 접점 관리의 중요성

이처럼 보호자가 병원을 방문하기까지의 여정에서 온라인 접점이 차지하는 비중이 80%를 넘어섰습니다. 즉, 실제 동물병원을 방문하기 전에 이미 보호자의 병원에 대한 인식은 상당 부분 형성되어 있다는 뜻입니다.

첫 번째 접점 관리 체크리스트

온라인 별점과 리뷰 관리
- 네이버 플레이스 별점 4.0점 이상 유지
- 구글 리뷰, 카카오맵 리뷰 통합 관리
- 부정 리뷰 대응 체계

온라인 예약 시스템 활성화
- 네이버 예약, 카카오톡 채널 연동
- 실시간 예약 가능 시간 업데이트
- 예약 확인 및 변경 자동화 시스템

홈페이지나 SNS의 안내문 톤 점검
- 전문적이면서도 친근한 문체 통일
- 보호자 입장에서 이해하기 쉬운 설명
- 병원의 철학과 가치관이 담긴 메시지

자주 묻는 질문(FAQ)과 빠른 응대 가능성
· 진료시간, 응급진료, 진료비 등 기본 정보
· 예방접종, 중성화 등 주요 시술 안내
· 카카오톡 채널을 통한 즉시 응답 시스템

🔍 보호자가 3초 안에 판단하는 것들
1. 시각적 신뢰성 - 홈페이지/SNS 디자인의 전문성
2. 정보 접근성 - 원하는 정보를 쉽게 찾을 수 있는가
3. 소통 가능성 - 질문이나 예약이 간편한가
4. 전문성 표현 - 수의사의 경력과 전문 분야가 명확한가
5. 사회적 증명 - 다른 보호자들의 만족도는 어떤가

02
동물병원 마케팅, 진료실 밖의 또 다른 진료

마케팅 = 확장된 진료 개념

동물병원에는 '진료 외 진료'라는 개념이 존재합니다. 진료를 마친 후 보호자에게 설명을 전하고, 접수와 예약을 조율하며, 다음 방문을 약속하는 모든 과정은 병원을 기억하는 중요한 경험이 됩니다. 우리는 이런 과정을 흔히 진료와 분리해 생각하지만 보호자는 이를 통해 병원의 가치를 판단합니다.

즉, 동물병원 마케팅이란 병원 경험의 전체 흐름을 구조화하는 일입니다. 좋은 진료가 병원의 신뢰를 쌓듯이, 체계적으로 설계된 보호자 경험은 병원의 재방문율을 높입니다.

진료실 안에서 일어나는 일들
· 증상 확인과 진단
· 치료 계획 설명 및 처치
· 처방 안내
· 다음 방문 일정 협의

진료실 밖에서 이어져야 할 일들
· 진료 내용 요약 발송
· 복약 방법 리마인드
· 경과 확인 연락
· 다음 예약 안내

통합적 보호자 경험 설계

터치포인트	기존 방식	마케팅 관점 적용
예약	전화 접수만	온라인 예약 + 자동 확인
대기	순서 안내만	예상시간 + 교육자료 제공
진료	구두 설명	설명 + 화면 자료 + 관리 방향
수납	계산만	정산 + 다음 방문 안내
사후	필요시 연락	자동 팔로업 + 만족도 조사

진료와 고객 응대 과정에서 수의사들은 이미 많은 마케팅 활동을 하고 있습니다. 다만 그것을 마케팅이라고 인식하지 않는 것뿐입니다.

교육과 정보 제공

· 이런 증상이 나타나면 즉시 오세요 → **예방 교육 마케팅**

· 집에서는 이렇게 관리하세요 → **사후 케어 가이드**

· 다른 아이들도 이런 경우가 많아요 → **경험 공유와 신뢰 구축**

관계 형성과 지속

· 아이가 많이 좋아졌네요 → **개인화된 관심 표현**

· 다음엔 언제 볼까요? → **관계 지속 의지**

· 궁금한 거 있으면 언제든 연락 주세요 → **접근성 제공**

전문성 어필
- 이건 OO 때문일 가능성이 높습니다 → **진단 역량 증명**
- 제가 비슷한 케이스를 많이 봤는데… → **경험치 강조**
- 최신 장비로 정확히 확인해 드릴게요 → **기술력 어필**

이미 하고 있는 것들을 체계화하기

Step 1: 현재 하고 있는 활동 인식
- 진료 중 보호자와의 대화 패턴 분석
- 자주 하는 설명과 안내 사항 정리
- 보호자 반응이 좋았던 소통 방식 기록

Step 2: 반복 가능한 구조로 만들기
- 자주 하는 설명을 안내문으로 제작
- 단골 보호자와의 소통 방식을 신규 보호자에게도 적용
- 성공적인 케이스를 표준 프로세스로 발전

Step 3: 디지털 도구로 확장하기
- 구두 설명을 블로그 콘텐츠로 변환
- 개별 안내를 자동 메시지로 시스템화
- 성공 사례를 리뷰 유도 및 추천으로 연결

03
마케팅에 대한 인식 전환 — 부담에서 기회로

수의사들이 마케팅을 꺼리는 심리적 요인

정체성의 충돌
'수의사는 생명을 구하는 사람인데, 마케팅은 뭔가 상업적인 느낌이어서…'

시간 부족
'진료도 바쁜데 언제 마케팅을 해요?'

전문성 의구심
'마케팅을 잘 모르는데 괜히 했다가 역효과 날까 봐…'

효과에 대한 의심
'정말 효과가 있을까요? 차라리 장비 투자가 낫지 않을까요?'

관점 전환의 핵심 – 마케팅 ≠ 광고/홍보

진정한 마케팅은 보다 나은 서비스 전달을 위한 소통 체계입니다.

기존 인식	새로운 관점
과장 광고	정확한 정보 전달
환자 유치	도움이 필요한 동물 발견
상업적 활동	수의료 서비스 확장
추가 업무	진료 효율성 증대
비용 지출	장기적 투자

자연스러운 마케팅의 5가지 원칙

 진료 철학의 확장부터 시작해야 합니다. 병원이 추구하는 가치를 명확히 정의하고 그 가치를 모든 소통에 일관되게 반영하는 것이 첫 번째입니다. 두 번째는 보호자 교육 중심으로 접근하는 것입니다. 판매가 아닌 교육에 집중하여 올바른 정보 제공으로 신뢰를 구축해야 합니다. 세 번째는 투명한 소통입니다. 진료 과정과 결과를 명확히 설명하고 비용과 치료 계획을 투명하게 공개하는 것이죠. 네 번째는 지속적인 관계 관리로, 일회성이 아닌 장기적 관계 구축을 위해 체계적인 팔로업과 케어를 제공해야 합니다. 마지막 다섯 번째는 시스템과 도구 활용입니다. 개인의 역량에만 의존하지 않는 구조를 만들고 지속가능한 운영을 위한 자동화를 도입하는 것이 핵심입니다.

 전략적인 마케팅을 통해서

- 도움이 필요한 반려동물이 병원을 쉽게 찾을 수 있고
- 보호자가 올바른 정보를 얻어 현명한 결정을 내릴 수 있으며

· 수의사는 전문성에 집중하면서도 효율적으로 병원을 운영할 수 있습니다

홍보 없이도 환자가 찾아오는 병원. 그것은 마케팅을 거부해서가 아니라, 마케팅을 자연스럽고 체계적으로 잘하는 병원입니다. 진료와 마케팅이 통일성 있게 운영될 때, 비로소 지속가능한 성장이 시작됩니다.

2장

입소문만으론 부족하다

동물병원 개원 초기에는 입소문만으로도 환자들이 찾아왔지만, 시간이 지날수록 예측할 수 없는 방문 패턴에 의존하게 된다. 안정적인 성장을 원한다면 우연한 입소문을 넘어 체계적이고 지속가능한 성장 전략이 필요하다. 이번 장에서 다룰 '예측 가능한 성장 전략'에서는 병원의 현재 위치를 정확히 파악하는 방법, 단계별 성장 목표 설정과 실행 계획, 그리고 지속적인 성과 측정을 통해 안정적인 매출을 확보하는 구체적인 방법들을 살펴본다.

01
동물병원 성장의 3단계 구조 설계

　동물병원을 운영하는 수의사라면 누구나 바라는 것이 있습니다. 좋은 보호자가 꾸준히 찾아오고, 안정적인 성장을 이어가는 것. 이 목표는 전략만 있다면 충분히 가능합니다. 중요한 것은 병원의 성장을 '운'이나 '입소문' 같은 불확실성에 맡기지 않고 의도적으로 설계된 전략 안에서 반복 가능하도록 만드는 것입니다. 동물병원의 성장은 보호자 수가 일시적으로 늘어나는 현상만으로 설명되지 않습니다.

1단계. 보호자가 어떤 경로로 병원을 인지하게 되는지(**유입**)
2단계. 병원을 처음 방문했을 때 어떤 경험을 통해 병원에 대한 인식을 형성하는지(**경험**)
3단계. 이후 병원과의 관계가 어떻게 재방문이나 추천으로 이어지는지(**반복**)

를 유기적으로 설계해야만, 병원은 지속가능한 성장을 만들어 갈 수 있습니다.

이 세 가지 단계는 각기 다른 마케팅 전략을 필요로 하면서도, 서로 긴밀하게 연결되어 있습니다. 유입이 없다면 경험이 생기지 않고, 경험이 나쁘면 반복이 일어나지 않으며, 반복이 없으면 성장 역시 단절됩니다. 반대로 이 흐름이 선순환되면, 보호자가 병원의 브랜드를 형성하는 가장 강력한 매개가 됩니다.

성장 단계별 핵심 지표

각 단계마다 측정할 수 있는 구체적인 지표를 설정해야 합니다.

단계	핵심 지표	목표 수치(월간)	측정 방법
유입	신규 보호자 수	전월 대비 10% 증가	신규 고객 차트 생성
경험	첫 방문 만족도	별점 4.5점 이상	진료 후 자동 설문 발송
반복	재방문율	70% 이상	3개월 내 재방문 비율

'병원 운영의 전략'이라는 관점에서 마케팅을 구조화할 수 있다면, 병원은 계절성, 이벤트, 우연에 의존하지 않고도 안정적인 성장을 이어 갈 수 있습니다. 성장하는 병원은 늘 '예측 가능한 흐름'을 갖추고 있으며, 그 흐름의 중심에는 유입, 경험, 반복이라는 세 가지 기둥이 있습니다.

02
첫 방문을 만드는 키워드 전략과 지역 노출

1장의 내용과 같이 보호자의 첫 병원 방문은 대부분 검색창에서 시작됩니다. 'OO동 동물병원'과 같은 단순 키워드가 아닌, 훨씬 구체적이고 절실한 키워드로 정보를 찾습니다.

긴급도	검색 키워드 예시	보호자 심리	대응 전략
응급	응급실 동물병원, 토요일 진료	빠른 해결책 필요	24시간 대응 시스템 강조
계획형	중성화 잘하는 병원, 예방접종 스케줄	신중한 선택 과정	전문성과 경험 어필
비교검토	OO동 동물병원 후기, 진료비 비교	여러 병원 검토 중	차별화 포인트 명확화
정보탐색	강아지 기침 원인, 고양이 구토	증상 파악 단계	교육 콘텐츠로 신뢰 구축

〈상황 긴급도별 검색 패턴 예시〉

보호자의 시선에서 검색 행동을 미리 예상하고, 이를 기반으로 전략석이고 구체적인 키워드를 선정해야 합니다. 키워드는 병원 이름과 주소를 알리는 수준에서 벗어나, 보호자의 실제적인 고민과 요구를 반영한 콘텐츠로 연결되어야 합니다.

지역 플랫폼 최적화 체크리스트

네이버 플레이스 완성도
- 병원 소개 500자 이상 작성(전문 분야 명시)
- 진료시간, 휴무일 정확 입력
- 병원 내외부 사진 10장 이상 등록
- 자주 묻는 질문 5개 이상 등록

예약 시스템 연동
- 네이버 예약과 차트 자동 연동
- 예약 확인 자동 알림톡 설정
- 예약 변경/취소 간편 프로세스

지역 커뮤니티 활동
- 지역 맘카페 정기 전문 상담 참여
- 반려동물 관련 무료 세미나 개최
- 지역 커뮤니티와의 협력 네트워크 구축

리뷰 생태계 구축

특히 온라인 리뷰와 후기 관리는 지역 노출 전략의 핵심입니다. 리뷰가 다시 새로운 유입을 만드는 순환 구조를 만들어야 합니다.

단계	실행 내용	기대 효과
1단계	진료 후 48시간 내 리뷰 요청	리뷰 작성률 30% 증가
2단계	베스트 리뷰 블로그 콘텐츠화	검색 노출 50% 향상
3단계	리뷰 답변을 통한 추가 정보 제공	신뢰도 20% 상승
4단계	부정 리뷰 적극적 개선 후 공유	투명성 인식 개선

〈리뷰 기반 단계별 유입 증대 전략〉

이 모든 전략이 조화롭게 운영되었을 때, 소규모 병원이라도 전략적이고 구체적인 키워드 선정과 지역 노출의 최적화를 통해 보호자의 검색결과 상단에 쉽게 올라갈 수 있으며, 실제 방문으로 직접 연결됩니다.

03
보호자의 '다음 방문'을 결정짓는 첫인상 관리

보호자는 병원 문을 열고 들어서는 순간부터 7초 내에 병원에 대한 첫인상을 형성합니다. 아이의 진료를 마친 후 병원을 떠나며, '진료는 어땠는가'보다 '병원에 대한 전체적인 인상'을 더 오래 기억합니다. 그 인상은 진료 전후의 수많은 디테일에서 만들어집니다.

요소	영향도	개선 난이도	즉시 실행 가능성
직원 인사와 미소	35%	쉬움	높음
병원 청결도와 냄새	25%	보통	높음
대기 시간 안내	20%	쉬움	높음
진료 설명의 명확성	15%	어려움	보통
시설의 현대성	5%	어려움	낮음

〈첫인상 형성 요소별 영향도〉

경험 단계별 최적화 전략

진료 전 경험(Pre-Care)

예약부터 도착까지

· 예약 확인 자동 알림톡(방문 1일 전)
· 위치 안내 및 주차 정보 제공
· 대기실 도착 시 자동 접수 시스템

진료 중 경험(Care)

보호자 중심의 진료 흐름

· 보호자 이름 + 반려동물 이름으로 개인화된 응대
· 진료 과정 실시간 설명
· 보호자가 이해할 때까지 반복 설명

진료 후 경험(After-Care)

관계 지속을 위한 디테일

· 진료 내용 요약서 제공
· 다음 방문 일정 구체적 안내
· 24시간 내 컨디션 확인 메시지

첫 방문에서 수의사의 설명이 어렵거나 보호자가 충분히 이해하지 못한 채 진료가 마무리되면, 이후 병원을 다시 찾을 가능성은 급격히 낮아집니다. 반대로 진료 내용을 보호자의 언어로 명확히 전달하고, 진료 이후 필요한 관리 방법과 다음 방문 날짜를 구체적으로 안내한 문서나 메시지를 제공하면 보호자의 신뢰와 만족도는 크게 증가합니다.

'첫 방문'은 단순히 새로운 보호자를 맞이하는 것이 아니라, 병원과 보호자의 장기적 관계를 구축하는 중요한 계기입니다. 이 첫 단추를 성공적으로 끼우면 재방문과 긍정적 리뷰, 주변 추천 등으로 자연스럽게 이어질 수 있으며, 이는 병원의 지속가능한 성장으로 연결됩니다.

보호자 만족도 측정 시스템

실시간 피드백 수집

보호자가 병원을 평가하는 상세 체크리스트
· 예약 절차의 간편성과 속도
· 병원 내 청결 및 위생 상태
· 직원과 수의사의 친절하고 세심한 응대
· 진료 과정과 결과에 대한 명확한 설명과 이해 여부
· 사후 관리와 다음 예약에 대한 명확한 안내 여부

개선 포인트 즉시 반영 시스템

주간 개선 미팅 운영
· 매주 금요일 오후 30분
· 2주 내 받은 피드백 공유
· 개선 가능한 항목 1개 선정
· 다음 주 실행 계획 수립

> 💬 **운영TIP: 대기 시간, 보호자에게는 가장 긴 시간입니다**

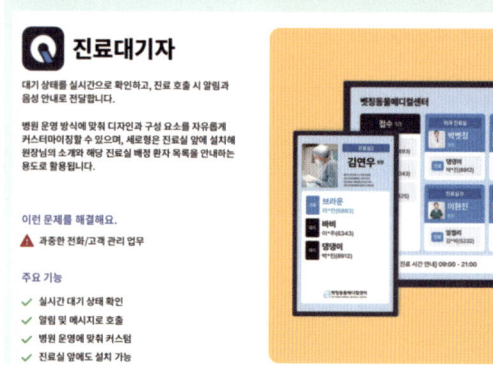

진료대기자

대기 상태를 실시간으로 확인하고, 진료 호출 시 알림과 음성 안내로 전달합니다.

병원 운영 방식에 맞춰 디자인과 구성 요소를 자유롭게 커스터마이징할 수 있으며, 세로형은 진료실 앞에 설치해 원장님의 소개와 해당 진료실 배정 환자 목록을 안내하는 용도로 활용됩니다.

이런 문제를 해결해요.
⚠ 과중한 전화/고객 관리 업무

주요 기능
✓ 실시간 대기 상태 확인
✓ 알림 및 메시지로 호출
✓ 병원 운영에 맞춰 커스텀
✓ 진료실 앞에도 설치 가능

'우리 아이는 언제쯤 봐주시나요?' 이 질문을 하루에 몇 번이나 받으시나요? 보호자들에게 대기 시간은 단순한 기다림이 아닙니다. 아픈 아이를 안고 있는 불안한 마음에는 10분도 한 시간처럼 느껴집니다.

'조금만 더 기다려 주세요'라는 말보다 더 안심을 주는 것은 정확한 정보입니다. 플러스벳 진료대기자를 활용하면 보호자가 실시간으로 대기 순서와 예상 시간을 확인할 수 있습니다. 진료실에서 호출할 때도 알림과 음성으로 전문적인 안내가 이루어져, 작은 병원이라도 체계적인 운영 시스템을 갖춘 인상을 줄 수 있습니다.

진료실 안에서 시작되는 재방문 마케팅

다음 방문을 부드럽게 제안하는 법

진료가 끝날 무렵, 많은 보호자들은 마무리 인사를 기다리고 있습니다. 이 순간은 진료 종료에 더불어 다음 방문을 제안할 수 있는 골든 타임입니다.

> **성공적인 재방문 제안의 3단계 공식**
> **1단계: 현재 상태 긍정적 평가** - '오늘 전반적으로 상태가 많이 좋아졌어요.'
> **2단계: 의학적 근거와 함께 필요성 설명** - '다만 귀 안쪽이 아직 조금 부어 있어서, 약 반응을 확인해 보는 게 좋겠어요.'
> **3단계: 구체적 일정과 함께 제안** - '약 먹이고 3일 뒤 정도에 한 번만 더 보면 완전히 안심할 수 있을 것 같아요.'

이때 중요한 것은 '언제 다시 오세요'가 아닌, '왜 다시 와야 하는지'를 충분히 설명하는 것입니다. 보호자가 납득할 수 있는 근거와 함께 다음 방문을 이야기하면, 그것은 권유가 아니라 배려로 느껴집니다.

질환별 재방문 패턴 설계

특히 초진 보호자에게는 '우리 병원은 이 질환일 경우, 첫 3일 내 상태 변화를 꼭 체크해 드리고 있어요'처럼 병원 고유의 시스템으로 설명하면 거부감이 줄어듭니다.

실제 보호자 커뮤니케이션 예시

- 이건 지금은 괜찮아 보여도 하루이틀 뒤에 다시 붓는 경우가 많아서요. 주사 맞은 날짜 기준으로 2일 뒤쯤 확인하면 더 안심되실 거예요.
- 오늘은 항생제만 처방드리지만, 다음엔 잇몸 상태 한 번 더 체크해서 스케일링 여부 판단드릴게요. 다음 주쯤 시간 괜찮으실까요?

보호자 질문에서 예약으로 연결되는 흐름 만들기

보호자들이 진료 중 가장 많이 묻는 말 중 하나는 '그럼 이건 언제쯤 다시 봐야 하나요'입니다. 이 질문은 예약 전환이 될 수 있는 좋은 기회이지만, 간혹 '증상 심해지면 다시 오세요'라는 식으로 흐지부지 마무리되기도 합니다.

예약 전환 4단계 프로세스
1단계: **보호자의 질문을 긍정적으로 받아들이기** - 이 시점에서 궁금해하시는 게 아주 적절하세요.
2단계: **치료 계획의 중간 목표 설명** - 소염제 반응이 좋아야 다음 단계 치료를 진행할 수 있어요.
3단계: **체크 시점 제안** - 보통 3일 후쯤 다시 확인해 보는 게 안전해요.
4단계: **예약 유도** - 3일 뒤 오후쯤 다시 시간 괜찮으실까요? 지금 잡아드릴게요.

재방문이 자연스러운 질환별 예약 루틴 만들기

모든 진료에서 재방문을 유도해야 하는 것은 아닙니다. 하지만 어떤 질환은 분명 반복 진료가 필요합니다. 이러한 질환군에 대해서는 병원 차원에서 고정된 예약 루틴을 만들어 두는 것이 효과적입니다.

질환별 표준 재방문 스케줄

질환/시술	재방문 간격	표준 멘트	예약률
백신 접종	3-4주	다음 접종은 3주 간격이거든요. 스케줄 잡아드릴게요.	95%
슬개골 탈구	1주	주사 반응 확인해야 하니, 다음 주 초 다시 봐요.	85%
피부염	1주	약욕 효과 확인이 1주일 내 꼭 필요합니다.	90%
중이염	3-5일	귀 상태는 빠르게 변하니 금요일쯤 다시 체크해요.	80%
치주질환	2주	스케일링 후 잇몸 회복 상태를 확인해야 해요.	75%

팀 연계 시스템 구축

리셉션 연계 팁

- 진료 중 예약 권유한 내용을 보호자 메모에 입력
- 리셉션에서 접수 시 '지난번 진료에서 오늘 예약 잡으셨던 거죠?'처럼 자연스럽게 연결

이런 예약 루틴을 리셉션과 공유해 두면, 접수 시에도 보호자에게 안내가 일관되게 전달됩니다.

신뢰를 쌓는 사후 대화: 팔로업의 언어

팔로업은 꼭 자동화된 메시지로만 할 필요는 없습니다. 보호자에게 직접 건네는 한마디로도 충분한 신뢰를 줄 수 있습니다.

개인화된 팔로업 메시지 전략

시점	메시지 유형	예시	효과
당일 저녁	컨디션 확인	어제 귀 상태가 좀 걱정됐는데, 혹시 오늘 많이 긁진 않는지 궁금하네요.	관심 표현
3일 후	경과 문의	약 드신 지 3일째인데, 가려움증이 좀 줄어들었나요?	전문성 인식
1주 후	재방문 권유	상태 어떠세요? 내원 안 하셔도 되지만 불편하면 꼭 오세요.	신뢰 강화

〈시점별 맞춤 팔로업 메시지 전략〉

팔로업을 진료비에 포함된 당연한 후속 서비스처럼 설명하면, 보호자는 병원에 대한 신뢰를 더 갖게 됩니다.

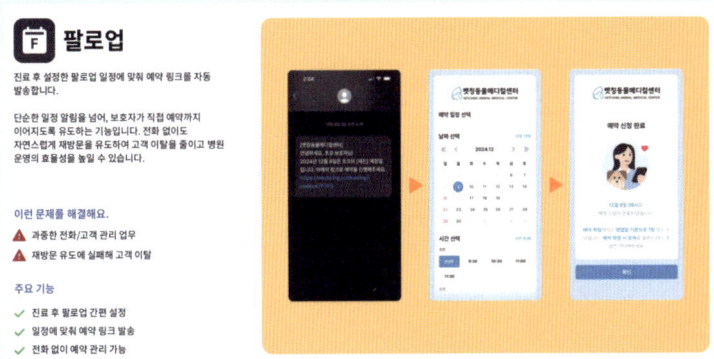

진료 중에 '다음 주에 한 번 더 봐야겠어요'라고 말씀하신 적이 있으시죠? 그런데 일주일이 지나도 보호자로부터 연락이 없으면 '아, 나아서 안 오시는구나' 하고 넘어가곤 합니다. 정말 그럴까요?

많은 경우 보호자는 단순히 잊어 버린 것일 수 있습니다. 바쁜 일상 속에서 병원 재방문 약속은 우선순위에서 밀리기 쉽습니다. 하지만 팔로업이 가능한 플러스벳 차트를 이용하면 진료 후 설정한 일정에 맞춰 자동으로 예약 링크가 발송됩니다. 보호자는 전화할 필요 없이 편한 시간을 선택해 예약할 수 있고, 수의사는 진료에만 집중하면 됩니다. 재방문은 운에 맡기는 것이 아니라, 설계하는 것입니다.

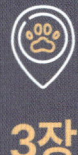

3장

팀 전체가 움직이는 마케팅 운영 시스템

동물병원에서 마케팅은 원장 혼자만의 일이 아니다. 접수 직원의 친절한 안내, 간호사의 세심한 케어, 원장의 전문적인 진료까지 모든 팀원이 참여할 때 진정한 마케팅 효과가 나타난다. 이번 장에서 살펴볼 '팀 중심 마케팅 시스템'에서는 직원 개개인의 강점을 마케팅에 활용하는 방법, 일관된 서비스 품질을 유지하는 구체적인 프로세스, 그리고 팀워크를 통해 병원 브랜드를 강화하는 전략들을 다룬다. 결국 가장 강력한 마케팅은 팀 전체가 하나 된 마음으로 보호자를 대하는 진정성에서 나온다.

01
병원 전 팀이 움직이는 운영 설계

**진료실 안에서 콘텐츠를 찍고,
점심시간에 블로그를 쓰는 원장님**

많은 1-2인 동물병원에서 수의사님이 직접 블로그 운영, SNS 관리, 보호자 응대, 예약 관리까지 모두 감당하고 있습니다. 심지어 환자 상태 설명과 후속 안내까지 모두 수의사님 몫입니다.

물론 보호자 입장에서 보면 '원장 수의사가 직접 해주는 설명'은 큰 신뢰감을 줍니다. 하지만 현실은 다릅니다. 이러한 운영 방식이 지속될 경우 진료 시간은 늘고, 운영 효율은 떨어지고, 콘텐츠는 갈수록 뜸해집니다. 마케팅은 일회성 작업이 아니라, 반복과 누적의 결과물이고, 지속적인 커뮤니케이션과 일관된 메시지, 반복적인 노출이 있어야 신뢰하는 동물병원의 이미지를 만들 수 있습니다. 하지만 이것은 혼자서 유지하기 불가능에 가깝습니다.

동물병원 운영 구조를 성장 중심으로

수의사는 환자를 진료하고 보호자에게 설명하는 전문가입니다. 마케팅 전문가가 아닙니다. 하지만 지금까지 많은 병원에서 마케팅은 진료 외 '추가 업무'로 취급되었고, 그 대부분을 수의사가 담당해 왔습니다. 이제 병원이 '성장'을 목표로 운영된다면, 팀 전체가 운영과 마케팅의 흐름을 이해하고 함께 움직여야 합니다.

이때의 마케팅이란 단지 '광고'나 '홍보'를 뜻하지 않습니다. 보호자에게 병원이 전달하는 메시지의 일관성, 정보 제공의 전략, 그리고 재방문을 유도하는 구조 전체를 포함하는 개념입니다.

마케팅은 일회성이 아니라 조직 루틴이다

동물병원 마케팅은 매달 반복되는 진료, 응대, 기록, 후속 안내 안에 스며들어야 하는 조직적 루틴입니다. 좋은 콘텐츠는 매번 새로 만드는 것이 아니라, 반복되는 일상 속에서 자동으로 만들어질 수 있어야 하고, 팀원 간의 역할 분담이 확실해야 지속가능한 구조가 됩니다. 핵심은 '누가 홍보 담당이냐'가 아니라, '각자의 자리에서 콘텐츠를 어떻게 만들 수 있느냐'입니다.

- 블로그 글은 진료 후 보호자 설명을 정리한 것
- 리뷰 답변은 데스크가 남긴 짧은 감사 멘트
- SNS 사진은 퇴근 전 테크니션이 찍은 고양이 사진 한 장

역할	주요 담당자	마케팅 연결 방식
수의사	진료 및 보호자 응대	진료 후 질환 요약 멘트, 보호자 질문 정리
데스크	예약, 응대, 후기 안내	후기 요청/답변, 다음 방문 리마인드 메시지
테크니션	환자 케어 및 보호자 설명 보조	환자 사진 촬영, 보호자용 설명 자료 전달
원내 매니저	운영 전반 관리	SNS 캘린더 관리, 콘텐츠 업로드

〈직무별 역할 구조 예시〉

팀이 함께 움직이는 '마케팅 루틴' 운영 방법

내부 커뮤니케이션 체계화

- 정기 스탠딩 미팅(5분): 이번 주 병원에서 어떤 환자 케이스가 있었는지 공유
- 진료 케이스 기록 루틴화: 보호자 설명이 잘된 케이스를 보호자용 콘텐츠로 정리

콘텐츠 관리 캘린더 운영

- 스프레드시트를 통해 이번 주 SNS/블로그 주제를 미리 저장해 두기
- 블로그 콘텐츠는 수의사가 아이디어만 제공 → 데스크가 요약 정리

생성형AI 활용 콘텐츠 생성
· 아이디어를 생성형AI 활용하여 구체화 및 고도화
· 텍스트뿐만 아니라 이미지 등으로 확장

02
마케팅 자동화가 필요한 이유, 작은 병원일수록 더 절실하다

소규모 동물병원 및 혼자서 병원을 운영하는 수의사는 하루 종일 진료, 보호자 응대, 조제까지 많은 일을 혼자 해내야 합니다. 잠깐의 누락도 병원의 흐름을 깨뜨릴 수 있고, 이는 곧 보호자의 불편으로 이어집니다.

자동화는 마케팅을 위한 수단이기 전에 동물병원을 원활하게 운영하기 위한 구조입니다. 특히 1인 병원에서는 사람의 손을 거치지 않아도 되는 반복 업무를 자동화함으로써 진료에 집중할 수 있는 환경을 만들 수 있습니다. 보호자도 일관된 경험을 하며 병원에 대한 신뢰를 갖게 됩니다.

동물병원 업무 흐름에서 반복 루틴 찾기

동물병원에서 하루에도 수십 번 반복되는 말들이 있습니다.

· 다음 예방접종은 3주 뒤예요.

· 진료 내용은 문자로 보내드릴게요.

이와 같은 반복적인 커뮤니케이션은 자동화의 핵심 대상입니다. 진료의 질을 결정하는 것은 수의사의 설명이지만, 병원의 신뢰를 결정짓는 것은 안내의 일관성입니다. 이러한 반복 루틴을 구조화해 자동화하면 진료 외적 피로도는 확연히 줄어들고, 보호자의 만족도는 올라갑니다.

자동화의 기준: 판단이 필요한 일 vs 전달만 필요한 일

모든 일을 자동화할 수는 없습니다. 보호자가 신뢰를 갖는 부분은 대체로 수의사의 설명, 표정, 판단에서 비롯되므로, 자동화는 '판단이 필요 없는 일'로 한정되어야 합니다.

구분	목록
전달만 필요한 일	진료 후 알림, 복약 안내, 예약 리마인드, 접종 일정 알림
판단이 필요한 일	보호자의 질문 응대, 치료 계획 수립, 보호자 우려에 대한 피드백

03
진료 흐름 속 자연스러운 자동화 포인트

자동화는 진료 흐름 안에서 자연스럽게 작동해야 합니다. 다음과 같은 루틴이 대표 사례입니다.

- 무인접수 및 사전 문진
- 접수 시 보호자 정보 차트 자동 연동
- 진료 중 재방문 필요시 클릭 한 번으로 팔로업 예약
- 진료 후 메시지 자동 발송(복약법, 예약 리마인드 등)

보호자 입장에서도 '이 병원은 늘 안내가 정확하다', '매번 챙겨주는 느낌'을 받을 수 있으며, 이는 동물병원에 대한 신뢰로 이어집니다.

실수 없는 시스템을 위한 세팅 노하우

자동화는 처음의 세팅이 중요합니다. 직원 모두가 '정확하게만

설정하면 손이 덜 간다'는 경험을 하게 되면, 오히려 수동 업무보다 신뢰할 수 있게 됩니다.

세팅 팁

- 진료 시 '다음 예약 의도'를 보호자 메모에 기입 → 메시지 자동 반영
- 팔로업 메시지에 자주 사용하는 문구를 템플릿화 → 실수 없는 일관된 안내
- 직군별 권한 설정 → 수의사는 예약 설정, 리셉션은 확인만

예를 들어, 진료 후 '일주일 뒤 한 번 더 확인해 보자'고 했을 때, 리셉션에서 '선생님이 일주일 뒤로 잡아 드리라고 하셨죠?'라고 자연스럽게 연결해 주는 것이 자동화의 완성입니다. 시스템이 사람을 도와주는 구조가 되려면, 팀 간 설정 공유가 중요합니다.

자동화를 통해 확보한 30분의 여유는 동물병원의 성장에 있어 결정적인 차이를 만듭니다. 진료 후 숨 돌릴 틈도 없이 다음 보호자를 맞이하던 하루가, 어느 순간 SNS를 업데이트하거나 리뷰를 관리할 수 있는 하루로 바뀝니다.

> 💬 **운영TIP: 리셉션이 없는 5분, 놓친 환자는 돌아오지 않습니다**

화장실에 가거나 잠깐 서류를 정리하는 사이, 보호자가 찾아와서 아무도 없어 그냥 돌아간 경험이 있으신가요? 그 5분이 때로는 병원의 기회를 앗아 갑니다.

플러스벳 무인 접수 시스템이 있다면 이런 걱정을 덜 수 있습니다. QR코드 스캔이나 휴대폰 번호만으로 보호자가 직접 접수할 수 있어, 접수 공백 시간을 줄이고 리셉션 업무 부담도 완화됩니다.

무인 접수

앱만 설치하면, 간편하게 무인 접수 시스템을 운영할 수 있습니다.

리셉션이 잠시 자리를 비운 상황에서도 환자는 전화번호 입력이나 QR 스캔만으로 직접 접수할 수 있어, 접수 공백을 줄이고 리셉션 업무 부담을 완화할 수 있습니다.

이런 문제를 해결해요.
- ⚠ 과중한 전화/고객 관리 업무

주요 기능
- ✓ QR/전화번호 기반 무인 접수
- ✓ 사전 문진 자동 발송
- ✓ 원하는 이미지 셋팅 가능

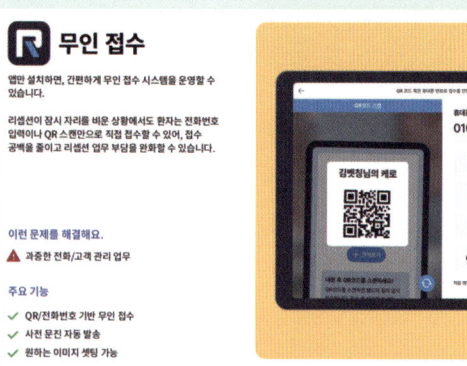

비대면 문진

불필요한 종이 낭비를 줄이고, 진료 전 문진을 미리 완료할 수 있습니다.

내원 전 보호자가 비대면으로 문진을 작성하면 현장 대기 시간을 줄이고, 진료 시간은 더욱 효율적으로 활용할 수 있습니다.

이런 문제를 해결해요.
- ⚠ 어려운 문서관리
- ⚠ 내원 후 현장 문진으로 인한 대기 시간 증가

주요 기능
- ✓ 보호자에게 문진 링크 발송
- ✓ 내원 전·후 문진 작성 가능
- ✓ 전화 없이 비대면 접수 정보 수집

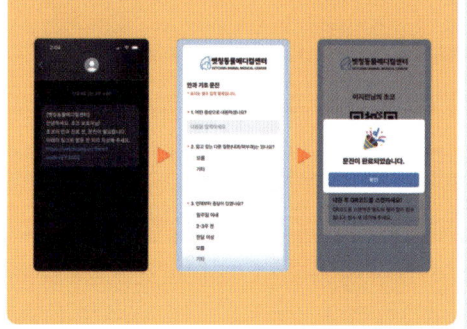

더 나아가 비대면 문진을 연동하면 접수와 동시에 증상 파악까지 완료됩니다. '언제부터 아팠나요?', '어떤 증상인가요?' 같은 기본 질문들을 보호자가 미리 작성해 와서, 진료실에서는 바로 핵심 진료에 집중할 수 있습니다.

특히 소형 동물병원에서는 이런 작은 자동화가 큰 차이를 만들어 냅니다. 접수 공백을 메우고, 진료 시간은 단축하며 보호자 만족도까지 높이는 일석삼조의 효과입니다.

4장

보호자의 검색에
동물병원이 답하는 법

새벽 2시, 갑자기 아픈 반려동물을 안고 보호자는 스마트폰으로 증상을 검색한다. 이 순간 검색 결과에 나타나는 병원의 콘텐츠가 보호자의 선택을 좌우한다. 이번 장에서 다룰 '보호자 경험 중심 콘텐츠 전략'에서는 보호자의 검색 패턴을 분석하고, 실제 진료 경험을 바탕으로 한 유용한 정보를 체계적으로 정리하며, 온라인에서 신뢰받는 동물병원으로 자리 잡는 구체적인 방법들을 살펴본다. 보호자가 정말 필요로 하는 순간에 정확한 답을 제공하는 것이야말로 가장 효과적인 마케팅이다.

01
보호자는 검색창에서 동물병원을 만난다

- '진료도 벅찬데, 글을 언제 쓰나요?'
- '저희 병원 블로그요? 예전에 한두 번 하다 말았어요.'
- '누가 글 쓰는 데 도움 줬으면 좋겠어요. 저는 차라리 진료 보고 수술하는 게 더 편해요.'

이 말들, 어쩌면 이 책을 읽고 계신 선생님이 직접 했던 말일 수도 있습니다. 마케팅 콘텐츠는 늘 해야 하는 건 아는데 할 시간이 없는 일입니다. 특히 1인 동물병원 원장이라면 상황은 더 복잡합니다. 진료와 수술, 접수와 상담, 심지어 약 조제까지 모두 책임지는 구조 속에서 블로그, SNS, 후기 같은 외부 커뮤니케이션은 늘 우선순위에서 밀립니다.

하지만 생각을 뒤집어 보세요. 다른 병원들도 마찬가지로 콘텐츠를 꾸준히 만들기 어려워합니다. 그렇기 때문에 지속적으로 콘텐츠를 쌓아 가는 병원이 결국 검색에 노출되고, 신뢰를 쌓고,

재방문과 문의 전화를 확보하게 됩니다.

검색이 곧 첫 진료 상담

요즘 보호자들은 병원에 전화하기 전에 검색부터 합니다. 네이버에서 가장 많이 검색되는 조합을 살펴보면, 다음과 같은 키워드 조합을 확인할 수 있습니다.

- 강아지 예방접종 + 우리동네
- 고양이 중성화 잘하는 병원
- 슬개골 탈구 수술 후기 + 비용
- 24시간 응급 동물병원
- 강아지 피부병 전문 병원

보호자는 진료실에서 묻기 전에, 이미 검색을 통해 상당한 정보를 수집합니다. 동물병원 블로그의 콘텐츠는 광고가 아니라 보호자의 방문 여부를 결정하는 의사결정의 힌트입니다.

대부분의 동물병원 블로그를 살펴보면 최신 글이 6개월 전이거나, 개설 후 3-4편만 작성하고 방치하거나, 병원 소개글만 반복하거나, 진료와 무관한 일반적인 펫케어 정보만 나열하는 경우가 대부분입니다. 이 상황에서 '나도 완벽하게 콘텐츠를 써야겠다'는 생각은 현실적으로 오래가지 못합니다. 완벽한 콘텐츠가 아니라 보호자의 눈에 닿는 콘텐츠가 더 중요합니다.

검색 최적화의 기본 원리

보호자가 검색하는 키워드와 우리 병원의 실제 강점을 연결하는 것이 핵심입니다.

보호자 검색 의도	우리 병원 강점 연결	콘텐츠 방향
강아지 설사 원인	소화기 진료 경험	실제 진료 사례 기반 설명
고양이 스케일링 후기	치과 전문 시설	치료 과정과 주의사항
우리동네 동물병원 추천	지역 밀착 서비스	지역 보호자들의 실제 후기

02
'완벽함보다 진정성'을 중심으로
— 일상에서 시작하는 콘텐츠 전략

    수의사라는 직업은 이미 충분한 전문성을 갖추고 있습니다. 하지만 그 전문성이 보호자에게 제대로 전달되지 않으면 신뢰로 이어지지 않습니다. 콘텐츠는 바로 이 간극을 메우는 다리 역할을 합니다. 진료실에서 사용하는 의학 용어를 보호자의 일상 언어로 번역하고, 복잡한 치료 과정을 이해하기 쉬운 이야기로 풀어내는 것입니다.

    1인 병원이라고 해서 대형 병원처럼 화려한 콘텐츠를 만들 필요는 없습니다. 오히려 진정성이 더 중요합니다. 매일 진료실에서 보호자에게 설명하는 그 내용, 자주 받는 질문에 대한 답변, 치료 과정에서 보호자가 놓치기 쉬운 주의사항들을 글로 정리하는 것만으로도 충분한 가치를 제공할 수 있습니다.

    콘텐츠는 진료의 또 다른 형태입니다. 진료실에서는 한 명의 보호자에게만 전달되던 설명이, 콘텐츠를 통해서는 수백 명의 잠재 보호자에게 동시에 전달됩니다. 그리고 이런 콘텐츠가 하나씩 쌓일 때마다, 병원의 진료 철학과 전문성이 온라인 공간에서 구체적인 형태로 드러나게 됩니다.

현재 대부분의 보호자는 병원 방문 전에 검색을 통해 정보를 수집합니다. 이때 검색 결과에 나타나는 것이 단순한 병원 소개나 시설 안내가 아니라, 실제 진료 경험에서 나온 유용한 정보라면 보호자의 선택에 결정적인 영향을 미칩니다.

보호자가 원하는 콘텐츠의 조건

- 짧고 핵심이 있을 것
- 이해하기 쉬울 것
- 실제 경험에 기반할 것
- 우리 아이 상황과 비슷할 것

진료실 언어를 콘텐츠 언어로

Before: 의학적 설명 중심
슬개골 탈구는 Grade 1부터 4까지 분류되며, Grade 3 이상에서 수술적 치료를 고려합니다.

After: 보호자 언어로 번역
[보호자 FAQ] 우리 강아지 다리가 빠진다고 하는데 수술해야 하나요?
슬개골 탈구는 정도에 따라 4단계로 나뉩니다. 1-2단계는 물리치료와 약물로 관리 가능하지만, 3-4단계는 수술이 필요해요.
판단 기준은 아이가 얼마나 불편해하느냐입니다. 절뚝거리거나 다리를 들고 걷는다면 수술 시기를 놓치지 마세요.

오전(진료 시작 전 2분)	진료 중(환자당 30초)	저녁(마무리 3분)
· 오늘 예약된 환자들 중 특별한 케이스 체크 · 계절/날씨와 관련된 주의사항 메모	· 보호자의 흥미로운 질문 키워드만 메모 · 설명이 잘 통했던 비유나 표현 기록	· 오늘 기억에 남는 진료 1건 선정 · 보호자에게 도움이 될 만한 포인트 정리

또한, 진료실에서 보호자가 자주 묻는 질문은 그 자체로 훌륭한 콘텐츠의 소재가 됩니다.

보호자의 질문	콘텐츠 제목	블로그 방향
중성화 너무 늦은 건 아닌가요?	중성화 시기, 너무 늦었을까요? 수의사가 말하는 적절한 타이밍	연령별 수술 시기와 장단점
비용이 많이 나오네요…	동물병원 진료비, 이렇게 책정됩니다	진료비 구성 요소 투명 공개
우리 애가 자꾸 기침해요	반려견 기침, 보호자가 놓치기 쉬운 신호들	증상별 응급도 판단법
약을 안 먹어요	까다로운 반려견/반려묘 약 먹이는 꿀팁 5가지	실전 복약 지도법

〈자주 묻는 질문 사례 예시〉

Step 1: 질문 기록 루틴화	Step 2: 카테고리별 분류	Step 3: 우선순위 설정
· 진료 차트에 보호자 질문 메모란 추가 · 하루 종료 시 주요 질문 3개 정리 · 주간 회의에서 반복 질문 패턴 파악	· 응급상황 관련 · 일상 케어 관련 · 비용/절차 관련 · 행동/심리 관련 · 예방/건강관리 관련	· 빈도 높은 질문 → 즉시 콘텐츠화 · 계절성 질문 → 시즌 전 미리 준비 · 전문성 어필 질문 → 심화 콘텐츠로 발전

콘텐츠 유형별 제작 가이드

🔍 FAQ 스타일

제목: [보호자 FAQ] 예방접종은 왜 매년 받아야 하나요?

사람도 독감 예방주사는 매년 맞잖아요. 바이러스는 계속 변하고, 면역력도 시간이 지나면 떨어지거든요. 반려견에게도 같은 원리로, 매년의 백신은 면역력 유지의 기본입니다. 보호자분들이 자주 묻는 질문 중 하나예요. '굳이 매년 맞아야 해요?'라는 질문에 수의사로서 이렇게 설명드리고 있어요. (내용 이어가기)

📷 사진 + 짧은 설명

제목: 오늘의 진료실 풍경

중성화 수술 후 첫 재진 온 몰티즈 '코코'
수술 부위도 깨끗하고, 컨디션도 좋아요.
보호자님이 케어를 정말 잘해 주셨네요.
수술 후 관리 궁금하신 분들은 댓글로 문의주세요! (내용 이어가기)

💡 계절 맞춤 팁

제목: 겨울철 반려견 산책, 이것만은 주의하세요

요즘 같은 추운 날씨에는

1. 산책 시간을 짧게(평소의 70% 수준)
2. 발가락 사이 얼음 제거 필수
3. 실내 복귀 후 발 세척

특히 소형견은 체온 유지가 어려우니 옷을 입혀 주시는 것도 좋은 방법이에요. (내용 이어가기)

03
리뷰와 연결되는 콘텐츠 생태계

진료 흐름에 자연스럽게 녹이는 리뷰 요청

> 리뷰 요청도 어색하고, 뭘 어떻게 써야 할지도 모르겠어요.

많은 수의사들의 공통 고민입니다. 하지만 보호자 리뷰는 콘텐츠보다 훨씬 더 신뢰를 주는 자산입니다. 특히 '친절했다', '설명이 좋았다', '비용이 투명했다'는 리뷰는 다른 보호자가 병원을 선택하게 만드는 결정적 요소가 됩니다.

타이밍	효과적인 멘트	성공률
진료 직후 (수납 시)	오늘 진료 어떠셨나요? 만족하셨다면 한 줄만 남겨주세요.	15%
당일 저녁 (자동 메시지)	○○이 집에서 잘 쉬고 있나요? 오늘 진료 경험을 공유해 주시면 큰 힘이 됩니다.	30%

| 1주일 후
(치료 경과 확인) | ○○이 많이 좋아졌다니 다행이에요. 치료 과정을 다른 보호자님과 나눠 주세요. | 45% |

〈리뷰 요청의 황금 타이밍〉

리뷰를 콘텐츠로 재가공하기

월 1회, 가장 인상적인 리뷰를 선정해서 블로그 포스트로 발전시킵니다.

제목: 이달의 감동 후기 - "이렇게 설명을 자세히 해 주는 병원 처음이에요"
○○○ 보호자님이 남겨주신 후기입니다.
'처음에는 단순 감기인 줄 알았는데, 선생님이 기침 소리를 듣더니 심장 검사를 권하시더라고요. 다행히 조기에 발견해서 큰 문제없이 치료받고 있어요. 설명도 너무 자세히 해 주셔서 안심됐습니다.'
심장병은 초기 증상이 감기와 비슷해서 놓치기 쉬운 질환 중 하나입니다. 이런 사례들을 통해 정기 검진의 중요성을 다시 한번 느끼게 됩니다.

04
지속가능한 콘텐츠 생산 시스템 만들기

콘텐츠가 단발성으로 끝나지 않고 꾸준히 이어질 수 있도록, 제작·검수·발행의 전 과정을 구조화합니다. 각 역할별로 업무를 명확히 분담하고, 데이터 기반으로 주제를 선정하며, 주간 단위의 짧고 집중된 회의를 통해 생산성과 품질을 동시에 확보합니다. 이를 통해 병원 내부 자원을 효율적으로 활용하고, 팀 단위로 장기적인 콘텐츠 자산을 축적할 수 있습니다.

담당자	주요 역할	구체적 업무
수의사	의학적 검수, 아이디어 제공	주요 키워드와 방향성 제시
데스크	보호자 질문 수집, 초안 작성	FAQ 정리, 예약 문의 패턴 분석
테크니션	사진 촬영, 보조 설명	진료 과정 사진, 환자 근황 업데이트

〈혼자가 아닌 팀 단위 콘텐츠 제작 전략〉

콘텐츠의 톤을 통일하기

콘텐츠에서의 톤은 보호자들이 방문하기 전 사전에 동물병원의 성격을 파악하는 단서가 됩니다. 말투, 문장 구조, 사용하는 단어, 강조 방식, 이모티콘 사용 여부까지 일관된 스타일로 동물병원의 성격을 드러낸다면 보호자에게 신뢰감을 줄 수 있습니다.

동물병원 콘텐츠 톤 앤 매너 체크리스트

- 우리 병원의 말투(어조)는 친근한가, 신중한가? 콘텐츠에 그 말투가 일관되게 반영되어 있는가?
- 동일한 개념이나 대상을 지칭할 때, 단어(예: 반려동물, 아이, 환자)가 통일되어 있는가?
- 블로그, SNS, 안내문 등 다양한 채널에서 동일한 톤의 분위기(말투, 감정선, 설명 방식)가 유지되고 있는가?
- 이모티콘, 강조 문구(!, ☑, 💡 등), 글머리 표현 등이 병원의 성격과 잘 어울리는가?
- 정보 전달 방식, 표현 수위 등이 병원 철학과 맞는가?
- 안내문, 블로그, 메시지 문구에 동물병원 고유의 인사말을 사용하고 있는가?

이 기준에 맞춰 동물병원의 콘텐츠를 점검해 보면 병원의 말투가 어디서 일관되지 않는지 쉽게 파악할 수 있습니다.

색상과 이미지도 동물병원의 말투

동물병원의 첫인상은 이미지와 색상에서도 결정됩니다. 아무리 콘텐츠가 친절한 말투로 써져 있어도, 검정 배경에 붉은 글씨가 있는 안내문은 경고처럼 느껴지기 마련입니다.

동물병원 콘텐츠 시각 요소 체크리스트

- 색상 팔레트는 병원의 분위기(따뜻함, 전문성 등)와 어울리는가?
- 웹, 인쇄물, SNS 등에서 일관된 색·폰트·디자인 요소가 유지되고 있는가
- 아이콘, 도형, 버튼 등 시각 요소가 통일되어 있는가?
- 보호자가 느끼기에 병원이 차분하고 신뢰감 있게 보이는가?
- 진료실 내부, 안내문, 블로그 등에서 병원의 톤이 시각적으로도 연결되는가?

디자이너가 없더라도 미리캔버스, 캔바, ChatGPT 이미지 생성 기능 등을 활용하면 기본적인 시각 톤을 관리할 수 있습니다. 중요한 것은 콘텐츠마다 따로 노는 느낌이 들지 않도록, 병원의 이미지가 하나의 브랜드처럼 느껴지도록 하는 것입니다.

💬 운영TIP: 하루에도 열 번 하는 같은 설명, 이제 그만하세요

〈중성화 후 주의사항〉을 오늘도 몇 번이나 설명하셨나요? '하루 세 번 식후에 주세요'라고 말해도 보호자는 여전히 '정확히 언제?', '음식과 함께 줘도 되나?', '토하면 어떻게 하지?' 같은 궁금증을 집에 가서 갖게 됩니다.
매번 같은 내용을 반복 설명하는 것은 수의사에게도, 보호자에게도 비효율적입니다. 더군다나 구두로만 전달되는 정보는 집에 가서 잊어 버리기 쉽습니다.

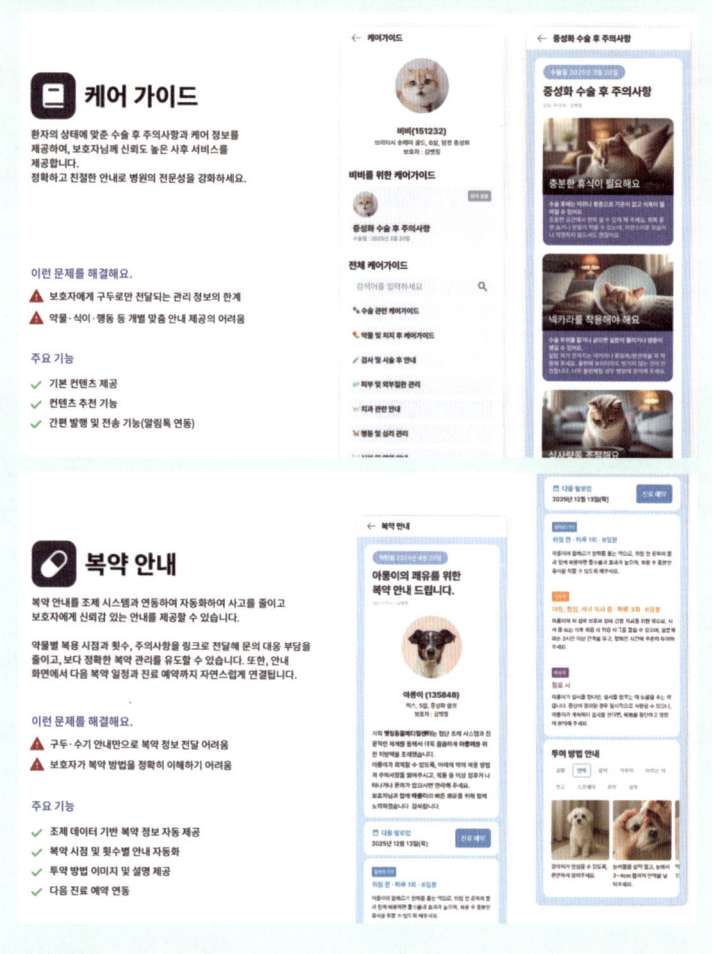

플러스벳의 케어 가이드와 복약 안내 자동화를 활용하면 수술이나 처치별로 표준화된 안내서와 함께 처방과 동시에 약물별 맞춤 복약 지도가 자동으로 생성됩니다. 시각적 안내와 주의사항이 포함된 전문적인 가이드로, 보호자가 집에서도 언제든 다시 확인할 수 있습니다.

'우리 병원은 수술부터 복약까지 꼼꼼히 챙겨 준다'는 인상을 주면서, 복약 실수로 인한 재방문이나 의료사고까지 예방할 수 있는 일석삼조의 효과입니다.

AI 도구(ChatGPT) 활용 콘텐츠 효율화

프롬프트 예시

"동물병원에서 보호자가 '강아지가 자꾸 기침해요'라고 문의했을 때, 보호자가 이해하기 쉽도록 설명하는 블로그 글을 1,000자 내외로 작성해 주세요."

조건
- 의학 용어보다는 보호자 친화적 언어 사용
- 응급상황 판단 기준 포함
- 병원 방문 권유로 마무리
- 친근하고 전문적인 톤 앤 매너

"11개월령 말티즈, 우측 슬개골 탈구 Grade 2, 보존적 치료 권함"에 대한 내용을 인스타그램 피드 콘텐츠로 작성해 줘.

11개월 된 밀티즈 '보리'가 슬개골 틸구로 내원했어요. 다헹히 초기 단계라 수술 없이 물리치료와 약물로 관리 가능합니다. 작은 강아지들에게 흔한 질환이니 걱정 마시고, 꾸준한 관리로 건강하게 지낼 수 있어요.

계절별 콘텐츠 캘린더

🌸 봄(3-5월): 예방 중심
- 진드기/벼룩 예방
- 스프링 헬스체크
- 산책량 증가 주의사항
- 털갈이 시즌 케어

☀️ 여름(6-8월): 응급상황 대비
- 열사병 예방법
- 여행 전 준비사항
- 여름철 피부질환
- 에어컨 온도 관리

🍂 가을(9-11월): 건강관리
- 환절기 감기 예방
- 겨울 준비 건강검진
- 관절염 관리법
- 실내 습도 조절

❄️ 겨울(12-2월): 실내 생활
- 난방기 안전 수칙
- 겨울 산책 팁
- 건조함으로 인한 피부 문제
- 설날 음식 주의사항

5장

일상에 녹인 30분 마케팅 루틴과 ChatGPT 활용법

동물병원 원장에게 마케팅은 진료만큼이나 중요하지만, 하루 종일 환자를 돌보느라 별도의 시간을 내기란 쉽지 않다. 성공하는 병원들은 마케팅을 특별한 업무가 아닌 일상 루틴의 일부로 만들어 꾸준히 실행한다. 이번 장에서 살펴볼 '일상형 마케팅 전략'에서는 AI 도구를 활용해 마케팅 업무를 자동화하고, 진료 중에도 자연스럽게 콘텐츠를 수집하며, 최소한의 시간으로 최대 효과를 내는 구체적인 방법들을 다룬다. 결국 마케팅도 진료처럼 꾸준한 습관이 만드는 결과라는 점을 기억해야 한다.

01
동물병원 전체에 마케팅 루틴을 설계하는 법

마케팅은 일이 아니라 '루틴'이 되어야 합니다. 마케팅을 매번 새로운 기획이나 이벤트처럼 접근하면 오래가기 어렵습니다. 특히 1인 동물병원의 경우, 진료 외 업무까지 혼자 감당해야 하므로 지속가능성이 더 중요합니다. 그래서 필요한 것이 '루틴'입니다. 작게 반복할 수 있고, 병원 운영 흐름에 자연스럽게 녹아드는 구조여야 합니다.

효과적인 마케팅 루틴은 예측 가능하고 반복 가능한 구조를 갖습니다. 예를 들어, 매주 월요일 오전에는 전 주 진료에서 나왔던 보호자 질문을 정리해 블로그 아이디어로 발전시키고, 수요일에는 SNS 피드에 자주 묻는 질문(Q&A) 형식으로 짧게 발행하는 식입니다. 중요한 건 일관성과 반복성입니다.

개인의 루틴이 아닌 병원 단위의 마케팅 흐름을 만들려면, 역할과 스케줄을 정해 둬야 합니다. 예를 들어, 수의사는 진료 중 보호자의 질문이나 흥미로운 사례를 간단히 메모하고, 리셉션은 해당 사례를 요약해 관리자에게 전달하는 방식입니다. 일관된 방식으로 축적된 정보는 콘텐츠 소재로도, 보호자 응대 매뉴얼로도 활용할 수 있습니다.

병원 마케팅 루틴 설계 예시(주간)

- 월요일 오전: 전주 보호자 질문 정리 → 블로그 소재 전달
- 수요일 오후: 예약 시 보호자 Q&A 정리 → 알림톡/게시물 업로드
- 금요일 오후: 후기 요청 대상 정리 및 메시지 예약 발송

역할 분담 예시

- 수의사: 진료 중 보호자 질문 구두 메모
- 데스크: 예약/응대 중 자주 나오는 문의 정리
- 실장: 소재 취합 및 게시 요청 담당

이처럼 동물병원의 모든 업무가 콘텐츠 소스로 이어질 수 있도록 하는 것이 핵심입니다.

02
루틴을 자동화하는 구조 만들기

반복되는 작업은 자동화 구조를 만들어야 유지됩니다. 수작업으로 일일이 메시지를 보내거나 콘텐츠를 발행하는 방식은 시간이 지날수록 피로도가 누적됩니다. 자동화 도구나 기능을 통해 루틴을 트리거 기반으로 바꿀 수 있습니다.

자동화할 수 있는 마케팅 루틴 예시

- 신규 보호자 진료 후 자동 리뷰 요청 메시지 발송
- 예방접종 후 1주일 뒤 예약 알림톡 자동 발송
- 진료 종료 시 콘텐츠 소재 메모 기록

이런 루틴이 몇 주, 몇 달이 반복되면 분명한 차이를 만듭니다. 콘텐츠가 누적되면서 검색 유입이 늘고, 알림톡 반응률이 올라갑니다. 무엇보다 동물병원의 정보와 응대가 일관성을 갖게 되며,

보호자는 신뢰를 기반으로 병원을 기억하게 됩니다.

플러스벳의 '루틴' 기능은 이러한 자동화 루틴을 실제 병원 운영 안에서 구현한 사례입니다. 진료가 끝나면 접종·검사·복약 일정이 자동으로 정리되고, 보호자는 앱을 통해 반려동물의 건강 스케줄을 한눈에 확인할 수 있습니다.

동물병원은 재방문을 자연스럽게 유도하고, 보호자는 '내 반려동물의 건강 여정을 함께 관리하는 맞춤 케어 캘린더'를 경험하게 됩니다. 루틴은 마케팅뿐 아니라 환자 관리에서도 '일관된 신뢰'를 만드는 핵심 도구입니다.

즉흥적인 콘텐츠도 물론 좋지만, 작고 단단한 루틴이 동물병원 브랜딩과 예약률 모두를 끌어올릴 수 있는 실전 전략입니다.

진료를 방해하지 않고 동물병원을 성장시키는 마케팅은 병원 운영 리듬 안에 존재해야 합니다. 하루 중 짧은 시간을 반복적으로 투자하고 시스템 안에 이를 자동화하는 구조를 갖추면 소형, 1인 동물병원이라도 부담 없이 꾸준히 마케팅을 실천할 수 있습니다.

운영TIP: 정기 발행 소식지로 보호자와 자연스럽게 소통하기

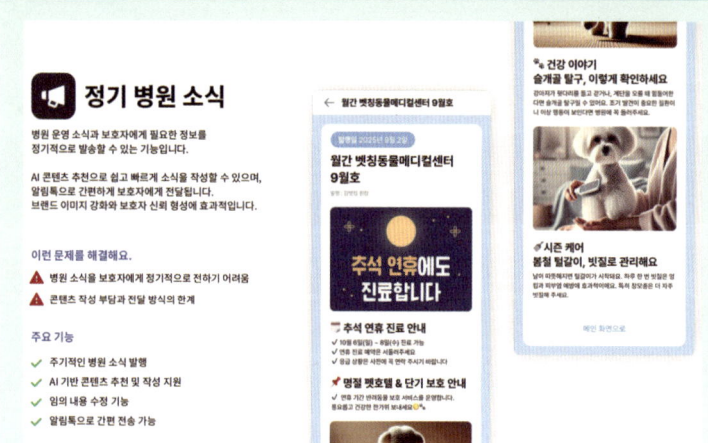

마케팅 콘텐츠 제작 부담 없이 보호자와 꾸준히 소통하는 방법이 있습니다. 플러스벳의 병원 정기 소식 발행 기능으로 '9월의 병원 소식지가 도착했어요'라는 친근한 메시지로 시작해, 추석 연휴 진료 안내부터 가을철 반려동물 건강 주의보까지 자연스럽게 전달됩니다.

· 계절별/월별 맞춤 소식지가 카카오톡으로 자동 발송
· 동물병원 로고와 브랜딩이 적용된 전문적인 디자인
· 건강 정보, 병원 소식, 예약 안내 등이 하나의 패키지로 완성

> 💬 **운영TIP: 루틴 기능으로 '자동 일정 관리'와 재방문을 동시에**

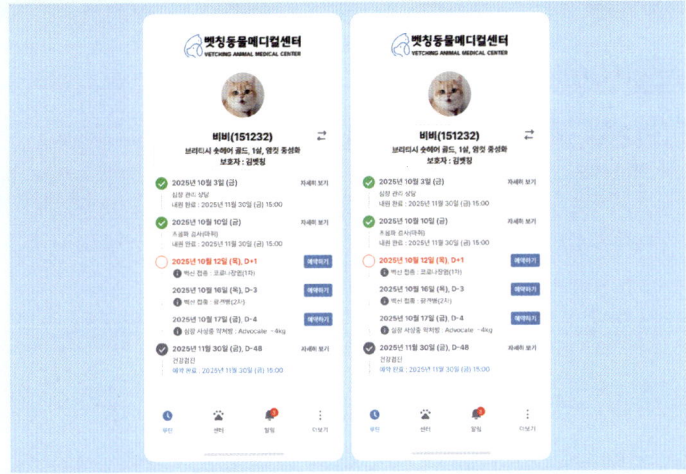

플러스벳의 루틴 기능을 활용하면, 진료 후 접종·검사·복약 일정이 자동으로 생성되고 보호자 앱에 안내됩니다.

병원은 매번 수동으로 일정을 정리하거나 알림을 보낼 필요 없이, 시스템 내 자동 스케줄을 통해 환자 관리 효율을 높일 수 있습니다. 보호자는 다음 내원 시기와 복약 일정을 즉시 확인해, '관리받고 있다'는 신뢰감을 느끼게 됩니다.

03
동물병원 마케팅, ChatGPT의 현실적 활용법

　진료와 수납, 보호자 응대에 하루가 다 지나가는 1인 동물병원에서 마케팅은 늘 해야 할 일보다는 못하고 넘기는 일이 되기 쉽습니다. 이런 병원에서 ChatGPT는 새로운 가능성을 보여줍니다. 콘텐츠 아이디어가 떠오르지 않을 때, 리뷰 요청 문구를 정리할 때, 블로그나 안내문을 초안부터 쓰기 벅찰 때, 단 몇 분 만에 결과물을 뽑아낼 수 있는 도구가 있다는 건 분명한 장점입니다.

　예를 들어 '피부병 재방문 안내 메시지'를 요청하면 다음과 같은 초안을 받을 수 있습니다.

> '지난 진료에서 처방드린 연고 사용 후 3일 정도 안에 효과가 나타나는지 꼭 확인이 필요합니다. 보호자님과 반려동물이 안심할 수 있도록, 다음 방문을 권유드립니다.'

　물론 모든 결과물이 곧바로 사용 가능한 건 아닙니다. 하지만 텍스트의 뼈대를 빠르게 뽑아 주고, 그 위에 동물병원 특유의 어조를 덧입히는 방식이라면, ChatGPT는 충분히 도움이 됩니다.

진료 외 시간을 줄여주는 마케팅 텍스트 자동화

ChatGPT를 유용하게 쓰는 동물병원은 대부분 '템플릿화'를 먼저 시도합니다. 자주 쓰는 설명, 안내, 리뷰 요청, 예약 유도 멘트를 모아 두고, 여기에 '진료 내용 요약'이나 '반려동물 이름' 정도만 넣으면 바로 활용할 수 있도록 정리해 두는 것이죠.

- [후기 유도] '똘똘이 첫 내원에 감사드립니다. 오늘 처방드린 내용에 불편 없으셨는지요? 보호자님의 후기가 병원에도 큰 힘이 됩니다 :)'
- [알림톡 텍스트 초안] '다음 주 수요일은 예방접종 일정이 예정된 날입니다. 똘똘이의 건강을 위해 잊지 말고 방문 부탁드립니다!'

〈템플릿 메시지 예시〉

ChatGPT로 이 문장들의 초안을 여러 버전 만들어 두고, 가장 어울리는 문체나 표현을 A/B 테스트하는 것도 좋은 방법입니다. 한두 번 연습해 두면, 블로그 글 초안 작성도 하루 10분 루틴 안에 포함시킬 수 있습니다.

프롬프트를 잘 쓰는 법: A/B 테스트와 실전 팁

ChatGPT는 '어떻게 물어보느냐'에 따라 결과가 달라집니다. 예를 들어, 똑같은 보호자 안내문을 작성하더라도 다음과 같이 요청하면 결과가 달라집니다.

- 강아지 슬개골 수술 후 보호자에게 보낼 친절한 톤의 예약 안내문
- 동물병원에서 슬개골 수술 후 재방문을 유도하는 메시지를 만들고 싶은데, 보호자가 부담스럽지 않도록 말해 주세요.

이 두 문장은 문체도 다르고, 표현도 다릅니다. 이처럼 요청문의 프레임을 바꾸어 여러 버전을 비교해 보는 A/B 실험은 수의사 혼자서도 ChatGPT를 효율적으로 쓰는 방법입니다. 시간이 없다면, 병원에서 자주 쓰는 '톤'(예: 설명 위주, 친절한 안내, 진료 전문성 강조 등)을 미리 ChatGPT에게 학습시키는 방식도 고려해 볼 수 있습니다.

ChatGPT와 함께 활용하면 좋은 툴

- 콘텐츠 예약 게시: 네이버 블로그 예약 발행, 인스타그램 피드 게시 예약
- 알림톡 예약 발송: 진료일 기준 자동 메시지 예약 기능(플러스벳 등 일부 차트에서 가능)
- 루틴 메시지 자동화: 후기 유도, 재방문 안내 메시지 자동화

매일 오전 10시에는 진료예약 안내 메시지를, 진료 종료 이후에는 리뷰 작성 요청 메시지를 자동으로 보내도록 설정할 수 있습니다. 이 루틴을 1-2개만 먼저 구성하고, 익숙해지면 추가하는 방식이 오히려 오래갑니다.

기술보다 중요한 건 기준이다

ChatGPT도, 자동화 툴도 결국 수단입니다. 중요한 것은 우리 병원에서 어떤 일은 수의사가 직접 하고, 어떤 일은 도구에 맡길지 기준을 세우는 것입니다.

예를 들어

- 직접 해야 할 일: 보호자 민감 응대, 응급 안내, 의료 판단
- 도구에 맡길 수 있는 일: 후기 요청, 예약 리마인드, 블로그 초안 구성

ChatGPT가 작성한 문장을 무비판적으로 사용하는 것이 아니라, 우리 동물병원의 언어로 조정하는 습관이 중요합니다.

ChatGPT와 자동화는 수의사의 진료 시간을 늘려 주는 도구이지, 마케팅 전문가를 대체하는 도구는 아닙니다. 완벽한 콘텐츠를 만드는 것이 아니라 시간을 아끼고 방향을 잡아 주는 도구로 활용한다면, 1인 동물병원이라도 충분히 일관된 마케팅을 이어갈 수 있습니다. 도구에 휘둘리지 않기 위해선, 먼저 작게 시작하

고, 우리 병원만의 기준을 만드는 것이 첫걸음입니다.

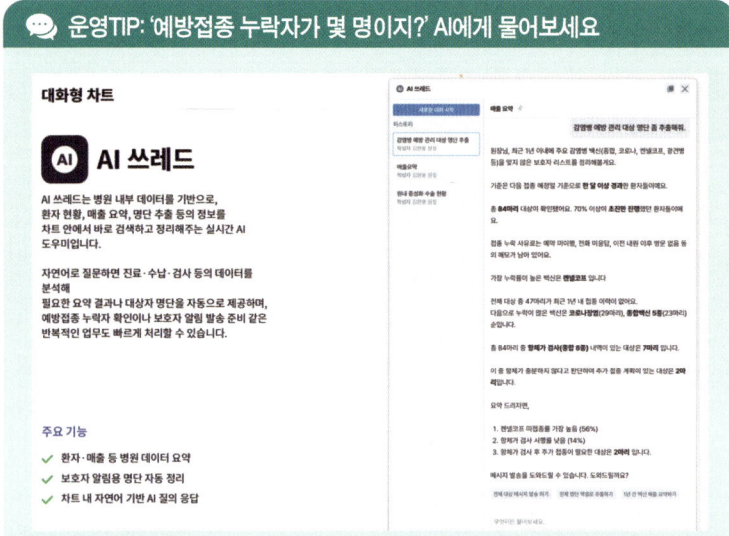

월말이 되면 늘 하는 고민이 있습니다. '이번 달 접종 누락자가 몇 명이나 될까?' '어떤 보호자에게 연락해야 하지?' 엑셀 파일을 뒤져 가며 일일이 확인하는 작업, 정말 번거롭죠.

플러스벳 내 AI 쓰레드(업데이트 예정)를 사용하면 '감염병 예방 관리 대상 명단 정리해 줘'라고 물어보기만 하면 됩니다. AI가 즉시 분석해서 백신 누락률, 대상자 명단, 심지어 매출 통계까지 자동으로 요약해 줍니다. 복잡한 데이터 작업을 대화만으로 해결할 수 있어, 진료에 집중할 시간을 확보할 수 있습니다.

6장

동물병원의 첫인상을 결정하는 비언어적 신호

동물병원에 발을 디딘 보호자는 접수대 직원의 첫 인사를 듣기도 전에 이미 병원에 대한 첫인상을 형성한다. 깨끗한 대기실, 정돈된 안내판, 직원들의 유니폼까지 모든 것이 말 없는 메시지를 전달하고 있다. 이번 장에서 다룰 '통일된 브랜드 경험 설계'를 위해서는 병원의 물리적 환경부터 직원들의 응대 방식까지 모든 접점에서 동일한 가치를 전달하는 구체적인 방법들이 필요하다. 보호자가 병원 문을 열고 들어서는 순간부터 진료가 끝나고 나가는 순간까지, 모든 경험이 하나의 일관된 이야기를 들려줄 수 있어야 한다.

01
보호자 눈에 '우리 병원답다'는 행동이란?

    동물병원마다 보호자에게 다가오는 첫인상이 다릅니다. 어떤 병원은 조용하고 신중하며, 어떤 병원은 친근하고 활기차죠. 이 분위기는 실제 말투와 콘텐츠를 통해 보호자에게 전달됩니다. 그런데 많은 병원에서 놓치고 있는 부분이 있습니다. 병원 내 여러 접점에서 보호자가 느끼는 언어 표현의 톤과 분위기가 제각각이라는 점입니다.

    예를 들어, 진료실에서는 정중하고 조심스럽게 말하지만 안내문은 딱딱하고 명령 조로 작성되어 있다면, 보호자는 이 병원이 친절한지 혼란스러울 수 있습니다. 또 블로그 글은 '오늘도 귀여운 아이들과 즐겁게 보냈어요~' 같은 밝은 톤인데, 대기실 안내문은 '무단 촬영 시 민형사상 책임을 묻습니다'라면 보호자 입장에서는 충돌이 발생하죠.

    동물병원이 어떤 분위기를 지향하든 보호자가 접하는 병원의 말투가 일관되게 느껴지는 것이 신뢰를 만듭니다. 진료실, 전화 응대, SNS, 안내문 등 모든 접점에서 병원의 성격이 드러나도록 말투 등을 정돈하는 것이 좋습니다.

02
응대·공간·태도로 만드는 비언어 마케팅

대부분의 보호자들은 진료를 시작하기 전에, 첫인상을 느끼게 됩니다. 그 인상은 동물병원의 간판, 조명, 테크니션과 접수 데스크의 말투, 진료실의 냄새, 그리고 수의사의 표정에서 결정됩니다.

한마디도 하지 않았는데 보호자가 '이 병원은 믿음이 간다'고 느끼는 이유는 뭘까요? 그건 '비언어적 신호'가 일관되게 전달되고 있다는 뜻입니다. 아래와 같은 예시가 있을 수 있습니다.

- 진료 대기 중 들리는 음악이 너무 빠르거나 TV 소리가 크면 보호자는 더 불안해합니다.
- 보호자가 문을 열고 들어왔을 때 스태프가 마주 보며 고개만 끄덕일 때와 '안녕하세요. 무슨 일로 방문하셨나요?' 인사를 할 때의 신뢰도는 다릅니다.

비언어적 응대는 홍보 문구가 아니라, 보호자 기억에 남는 동물병원의 이미지입니다.

말투보다 먼저 신뢰를 주는 표정

진료가 밀릴 때, 보호자의 시선을 회피하게 되는 순간이 있습니다. 하지만 미소 짓기는 돈도 시간도 들지 않습니다. 아래와 같은 상황에서 표정 관리를 가볍게 루틴으로 만들어 보세요.

- 보호자가 입장할 때 눈 마주치기
- 설명 중 보호자가 이해를 못할 때는 말을 멈추고 고개를 아주 천천히 끄덕여 줍니다.
- 진료 마무리 시에는 '더 궁금하신 거 없으세요?'보다 '제가 설명드린 부분 중 헷갈리시는 거 있으실까요?'라고 말하면 훨씬 부드럽습니다.

이런 응대는 따로 광고하지 않아도 동물병원의 분위기를 만듭니다. 그리고 보호자들의 병원 방문 리뷰에 등장하는 건 동물병원 설비보다 수의사와 테크니션 등 동물병원 직원의 응대 방식입니다.

보호자에게 안정감을 주는 동물병원 공간 구성

보호자는 진료 전에 동물병원 분위기를 스캔합니다. 공간의 차

분함은 보호자의 불안감을 낮추고, 진료 몰입도까지 바꿔 놓습니다. '인테리어는 돈이 많이 들지 않나?'라고 생각할 수 있지만 비언어적 환경은 크고 비싼 공간이 아니라, 작은 요소들로 시작됩니다.

요소	실전 조정법
조명	- 보호자 대기 공간은 색온도 4,000K 이하의 따뜻한 간접등 사용 - 진료실은 눈부심 줄이기 위한 라인 조명으로 전환
대기실	- 반려동물별 구역 나누기(고양이, 대형견, 소형견 등) - 차분한 음악, 모서리마다 탈취제 비치
접수데스크	- 리셉션이 없을 경우 "반갑습니다. 잠시만 기다려 주세요" 메모지 또는 태블릿 자동 응대 설정

〈공간 조정의 실전 예시〉

응대는 설명이 아니라 동조

설명을 많이 한다고 보호자가 신뢰하는 것은 아닙니다. 보호자는 내 말에 귀 기울이고 있는지를 먼저 확인합니다.

실전 대화 비교

보호자 말	일반 응대	공감 응대
그냥 자꾸 핥아요…	스트레스일 수도 있고요.	그럴 때 보호자님은 좀 당황스러우시죠?
요즘 밥을 안 먹어요.	식욕부진은 여러 원인이…	먹지 않아서 많이 불안하셨죠.

응대는 정보를 주는 것이 아니라 마음을 확인해 주는 과정입니다. 이 과정에서 수의사의 태도가 보호자 신뢰도를 결정합니다.

응대 흐름은 기록으로 이어져야 연결된다

1인 동물병원을 운영하면, 진료 하나하나가 너무 바쁘게 흘러가고 응대 내용도 매번 처음부터 반복하게 되는 경우가 많습니다. 하지만 이전에 어떤 설명을 했는지, 보호자가 어떤 부분에 불안을 느꼈는지 간단하게라도 기록만 되어 있다면 다음 진료의 신뢰도는 크게 달라집니다.

예를 들어

- 귀가 좀 걱정되셨다고 하셨어요?
- 지난번에도 눈 상태 말씀 주셨는데 요즘은 어떠세요?

이런 한마디는, 그 보호자를 기억하고 있다는 인상을 남기고, 자연스럽게 신뢰로 이어집니다. 정보보다 '우리 아이에 대한 기억'이 보호자의 마음을 움직입니다. 이런 흐름이 동물병원 내에 시스템으로 정착되면, 응대 품질이 안정되고 피로도도 줄어듭니다.

또, 리뷰를 보면 알 수 있습니다. 동물병원을 추천하게 만든 건 대개 '친절했다', '편안했다', '아이에게 신경 써 주시는 모습이 믿음직스럽다'는 문장입니다. 이는 마케팅 콘텐츠가 아니라, 비언어적 마케팅의 결과입니다.

특히 혼자 동물병원을 운영하는 수의사에게 말하지 않고도 신뢰를 주는 시스템은 큰 힘이 됩니다. 표정, 공간, 동선이 만들어내는 신호들을 설계해 보세요. 그건 말보다 오래, 병원에 대한 신뢰를 남깁니다.

03
보호자가 다시 찾는 병원을 만드는 디테일

 동물병원의 슬로건이나 소개글은 멋있게만 쓰는 문장이 아닙니다. 보호자 입장에서는 병원을 방문했을 때, 말투, 분위기, 안내 방식, 콘텐츠 등 모든 요소가 이 문장과 어울리는지를 직감적으로 판단합니다.

 진료 중에는 '저희는 불필요한 처치는 절대 권하지 않습니다'라고 설명하면서, 리셉션에서는 옵션을 계속 추가하거나, 알림톡은 광고성 문구로 가득하다면 신뢰는 무너집니다. 일관된 메시지란, 같은 철학과 말투로 병원 전체가 보호자를 맞이하는 경험입니다. 예를 들어 '꼼꼼하게 설명해 주는 병원'이란 키워드를 내세웠다면, 모든 커뮤니케이션 채널이 아래처럼 연계되어야 합니다.

- 접수 시: 보호자에게 '처방 전에 먼저 충분히 설명드린다'는 점을 미리 안내
- 진료 중: 보호자에게 약의 효과, 복용 방법, 주의사항 등을 차

분하게 설명
- 진료 후 알림톡: 발송되는 알림톡에는 약 복용 시간과 방법을 다시 한 번 정리해 전달, 필요한 경우 약 사진도 함께 첨부

이런 경험이 누적될수록 보호자는 '이 병원은 믿고 맡길 수 있다'는 인식을 갖게 됩니다.

리셉션, 콘텐츠, 인테리어까지 톤을 맞추기

기억에 남는 동물병원의 브랜드 이미지는 로고와 명함으로 완성되지 않습니다. 보호자가 가장 자주 마주치는 세 가지 지점, 즉 응대 톤, 콘텐츠 문구, 동물병원 내부 인테리어의 조화로 기억됩니다.

응대 톤

리셉션에서 사용하는 언어가 지나치게 무뚝뚝하거나 과도하게 상업적이면 병원의 진료 이미지와 충돌이 생깁니다. 예를 들어 '이건 선택이에요~ 하셔도 되고 안 하셔도 돼요~' 같은 말투는 불필요한 비용을 권유하는 것처럼 보일 수 있습니다. 리셉션 직원에게 병원 철학과 말투를 공유하는 것이 중요합니다.

콘텐츠 문구

SNS, 블로그, 알림톡, 포스터 등 보호자에게 노출되는 모든 문

구의 톤을 통일하세요. 진료실에서 '우리 병원은 증상 중심으로 설명드려요'라고 이야기했다면, 콘텐츠에서도 '똘똘이가 지금 어떤 상태인지 보호자님도 이해하실 수 있도록 설명드릴게요' 같은 문장을 사용해야 신뢰가 누적됩니다.

인테리어

대형 동물병원처럼 인테리어 시공에 큰 비용을 들이기 어려운 1인 수의사 병원일수록 톤 조절이 핵심입니다. 깔끔한 색상 톤 통일, 안내 사인 정리, 소독제 위치나 접수대의 안내 문구만으로도 충분히 전문성을 표현할 수 있습니다.

'사람이 바뀌어도 우리 병원은 같다'는 느낌 주기

소형 병원의 운영 특성상 리셉션이나 테크니션 인력이 자주 바뀌기도 합니다. 보호자 입장에서는 매번 다른 사람이 응대하고, 설명 방식도 제각각이면 신뢰가 떨어지기 쉽습니다. 이때 중요한 건, 사람이 바뀌어도 동물병원 운영 기준과 응대 방식이 동일히다는 인상을 주는 것입니다.

이를 위해 다음과 같은 운영 매뉴얼을 구축해 보세요.

· **보호자 응대 시 사용하는 기본 문장 정리**
  예: 접수 후 진료까지는 ○○분 정도 소요돼요. 혹시 시간이 더 걸리면 미리 말씀드릴게요.

- **진료 후 보호자에게 전달하는 주의사항 템플릿**

  예: 오늘 처방드린 약은 식후 복용입니다. 구토하는 경우엔 병원에 바로 연락 주세요.

- **예약 변경·진료 대기 상황에서 사용하는 표준 응대 문구**

  현재 대기시간이 길어 불편을 드려 죄송합니다. 접수 순서에 따라 최대한 빠르게 안내드릴게요.

정착된 기준이 있으면, 새로운 직원이 오더라도 브랜드 일관성을 유지할 수 있습니다.

지속가능한 브랜딩은 시스템에서 나온다

동물병원의 분위기는 외부에 보여지는 요소보다 내부에서 '서로 어떻게 일하느냐'에 따라 결정됩니다. 특히 1인 동물병원에서 소규모 인력과 함께 일할 경우, 수의사 본인의 말투와 분위기가 그대로 병원의 톤이 됩니다.

아래와 같은 내부 문화 요소가 결국 외부 브랜드로 이어집니다.

- 진료 중 보호자의 말을 끊지 않고 듣는 태도
- 질문을 받았을 때 즉답하지 않더라도 '확인해서 다시 알려드릴게요'라고 반응하는 자세
- 직원 간에도 서로 설명 기준을 공유하고, 수의사의 진료 철학을 존중하는 문화

이런 문화는 정확한 설명을 해 주는 병원, 믿고 맡길 수 있는 분위기라는 브랜드로 연결됩니다. 단기적인 마케팅보다 훨씬 강력한 효과를 냅니다.

동물병원에서의 일은 사람이 하는 일이라 늘 변수가 생깁니다. 한 주는 여유가 있어 콘텐츠도 만들고 리뷰도 챙기지만, 다음 주 연달아 내원 예약이 몰리면 모든 브랜딩 활동이 멈춰 버릴 수 있습니다. 이럴 때 필요한 건 혼자 하지 않아도 유지되는 시스템입니다.

- 진료기록과 연결된 자동 팔로업
- 보호자 요청 이력 자동 저장
- 자주 묻는 설명은 미리 템플릿화
- 예약 안내, 백신 리마인드 등은 자동 발송 설정

지속가능한 브랜드는 결국 병원 구성원 간의 기준 공유, 응대 방식의 정리, 시스템화된 유지 전략에서 시작됩니다. 수의사가 진료에만 집중해도 병원이 '같은 톤'으로 자동하도록 만드는 것. 그것이 곧 브랜딩의 본질이자, 병원의 지속적인 성장을 가능하게 만드는 전략입니다.

> 💬 **운영TIP: 검진 결과 설명, 말로만 하시나요?**

'혈액검사에서 수치가 좀 높게 나왔어요.' 이렇게 설명해도 보호자는 여전히 궁금해합니다. 얼마나 높은 건지, 얼마나 심각한 건지, 우리 아이는 괜찮은 건지… 구두 설명만으로는 한계가 있습니다.

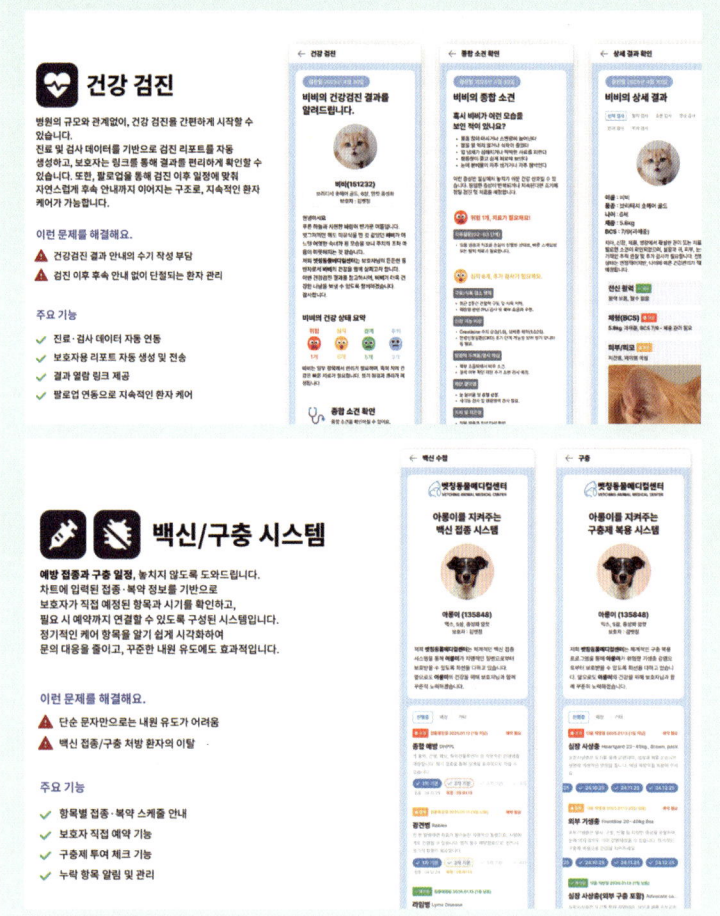

플러스벳의 **건강검진 리포트**를 활용하면 차트 기록에 따라 자동으로 생성되는 전문적이고 이해하기 쉬운 검진 결과서를 제공할 수 있습니다. 위험도별 색상 구분

과 시각적 차트로 보호자의 이해도를 높이고, '혹시 우리 아이가 이런 모습을 보인 적이 있나요?' 같은 맞춤형 안내까지 포함됩니다. 보호자가 집에 가서도 다시 꺼내 보는 검진 결과서, 그것이 진짜 차별화입니다.

또한 보호자들이 병원을 신뢰하는 순간 중 하나는 '체계적인 관리'를 경험할 때입니다. **백신 수첩/구충 수첩** 기능을 활용하면 접종 이력과 다음 예정일이 한눈에 보이는 관리 화면을 보호자에게 제공할 수 있습니다. 보호자가 스스로 일정을 확인하고 필요하면 예약까지 연결할 수 있어, 관리의 투명성과 편의성을 동시에 보여 줄 수 있습니다. 이런 시스템 하나가 병원의 전문성을 크게 어필하는 셈입니다.

7장

보호자 리뷰 관리와 관계 지속

동물병원에서 보호자의 한 줄 리뷰는 때로는 수년간 쌓아온 신뢰보다 더 큰 파급력을 갖는다. 디지털 시대의 병원 운영에서 리뷰 관리는 브랜드 구축의 핵심 전략이 되었다. 이번 장에서 살펴볼 '리뷰 중심의 브랜딩 전략'을 위해서는 보호자와의 소통 방식을 점검하고, 체계적인 리뷰 대응 프로세스를 구축하며, 온라인 평판을 적극적으로 관리하는 구체적인 방법이 필요하다. 결국 리뷰 하나하나가 모여 병원의 브랜드 이미지를 만들어 간다는 사실을 잊지 말아야 한다.

01
부정 리뷰 대응 가이드

리뷰는 병원의 진료 품질을 보여 주는 '온라인 진료실'과도 같습니다. 진료를 마친 보호자들이 온라인에 남기는 후기는 다음 방문자를 결정짓는 강력한 신호가 됩니다. 하지만 모든 리뷰가 긍정적일 수는 없습니다. 오해나 감정적 표현이 섞인 부정 리뷰는 동물병원의 이미지에 영향을 줄 수 있고, 1인 병원일수록 감정적 부담이 클 수 있습니다. 그렇기 때문에 부정 리뷰에 대응하는 전략은 마케팅 전략만큼 중요합니다.

부정 리뷰를 보는 관점 전환

부정 리뷰를 받으면 첫 반응은 대개 '억울함'입니다. 최선을 다했는데 왜 이런 평가를 받아야 하나 싶죠. 하지만 부정 리뷰는 두 가지 중요한 기능을 합니다.

첫째, 다른 보호자에게 신뢰를 줍니다. 100% 긍정 리뷰만 있는 병원보다, 90% 긍정에 10% 부정이 섞인 병원이 더 진실되게 보입니다.

둘째, 병원의 사각지대를 보여 줍니다. 우리가 놓친 부분, 개선해야 할 지점을 보호자가 직접 알려 주는 것입니다.

이런 대응은 피해야 합니다

- 그건 보호자님이 잘못 아신 겁니다.
- 다른 병원 가 보시죠.
- 사실을 왜곡하셨네요.
- 우리는 최선을 다했습니다. (변명으로 들림)
- 다른 보호자들은 만족하셨는데…(비교하기)

이런 표현은 방어적이고 감정적인 대응으로 비칠 수 있으며, 이후 병원을 검색한 다른 보호자에게도 부정적인 인상을 줄 수 있습니다.

리뷰 대응 3단계 공식

1단계: 감정 공감
- 불편을 겪으셨다니 마음이 무거워집니다.
- 기대에 못 미쳐 죄송합니다.

2단계: 사실 명시(가능한 범위에서)

- 당시 보호자님의 상황을 더 정확히 파악했어야 했습니다.
- 설명이 충분하지 못했던 점 인정합니다.
- 대기 시간이 길어진 부분에 대해 사과드립니다.

3단계: 후속 조치 안내

- 혹시 괜찮으시다면 연락 주시면, 향후 진료와 응대에 더 신경 쓰겠습니다.
- 말씀하신 부분은 즉시 개선하도록 하겠습니다.
- 더 나은 서비스를 위해 노력하겠습니다.

상황별 대응 문구 예시

진료비 관련 불만

진료비에 대한 설명이 충분하지 못했나 봅니다. 투명한 비용 안내를 위해 더 노력하겠습니다. 혹시 궁금하신 항목이 있으시면 언제든 문의 주세요.

대기 시간 관련

긴 대기로 불편을 드려 죄송합니다. 예약 시스템을 개선하여 대기 시간을 줄이도록 노력하겠습니다.

진료 결과 불만족

기대하신 만큼의 결과를 드리지 못해 안타깝습니다. 보호자님의 의견을 참고하여 진료 프로세스를 재점검하겠습니다.

부정 리뷰 대응의 숨은 효과

정성스러운 대응은 리뷰를 남긴 보호자뿐 아니라, 그 대응을 보는 예비 보호자들에게도 영향을 미칩니다. '이 병원은 실수를 인정할 줄 알고, 개선하려고 노력하는구나'라는 인상을 주죠.

02
진심이 담긴 리뷰 유도 문구

많은 동물병원에서 진료 후 리뷰 요청을 하긴 하지만, '리뷰 부탁드립니다' 한마디로는 움직이지 않습니다. 보호자는 본인의 글이 병원에 도움이 된다는 사실을 인식할 때 리뷰를 남깁니다. 특히 작은 동물병원처럼 보호자와의 신뢰가 중요한 곳일수록, 리뷰는 추천서가 됩니다.

리뷰를 남기지 않는 진짜 이유

귀찮음 - 굳이 시간 내서 써야 하나?
부담감 - 뭘 써야 할지 모르겠어요
무관심 - 내가 쓴다고 뭐가 달라지나?

이 세 가지 장벽을 넘으려면, 리뷰 요청도 전략적이어야 합니다.

타이밍별 리뷰 유도 전략

타이밍	요청 문구 예시	성공률
수납 직후	오늘 진료 어떠셨나요? 만족하셨다면 다른 보호자님께도 도움이 될 수 있도록 짧은 후기 부탁드려요.	15%
당일 저녁	○○이 집에서 잘 쉬고 있나요? 오늘 진료 경험을 공유해 주시면 저희에게 큰 힘이 됩니다.	25%
치료 완료 후	○○이가 건강해진 모습을 보니 정말 기쁩니다. 치료 과정을 다른 보호자님과 나눠 주시면 어떨까요?	35%

전략적으로 리뷰 유도 문구 접근하기

1. 구체적으로 요청하기

· × 리뷰 부탁드립니다.

· ○ 오늘 받으신 피부 진료에 대해 2-3줄만 남겨 주세요.

2. 도움이 된다는 점 강조

· × 저희 병원 홍보에 도움이 됩니다.

· ○ 같은 고민을 가진 보호자님께 큰 도움이 됩니다.

3. 쉽게 만들기

· × 자세한 후기 부탁드립니다.

· ○ 별점과 한 줄만 남겨주셔도 감사합니다.

진료 유형별 맞춤 요청

예방접종 후

첫 접종 잘 마치셨어요? 처음 병원 찾는 보호자님들이 많이 걱정하시는데, 경험 공유해 주시면 큰 도움이 될 것 같아요.

수술 후

수술 결정이 쉽지 않으셨을 텐데, ○○이가 잘 회복한 과정을 다른 보호자님과 나눠 주시면 어떨까요?

정기 검진 후

건강 관리 잘하고 계시네요! 정기 검진의 중요성을 다른 보호자님께도 알려 주세요.

후기 리마케팅 전략과 관계 지속

작성된 리뷰는 단순히 SNS나 포털에 머무르지 않고, 다시 마케팅 자산으로 전환될 수 있습니다. 1인 병원의 경우, 대규모 광고를 하기보다는 보호자의 실질 후기를 다양한 접점에 반복 노출하는 것이 더 효과적입니다.

후기 재활용 아이디어

활용 채널	방법	효과
블로그	월별 베스트 후기 모음 포스팅 질환별 치료 후기 시리즈	SEO 향상, 신뢰도 구축
대기실	'이달의 감사 후기' 액자 전시 태블릿으로 후기 슬라이드쇼	대기 중 신뢰감 형성
상담 시	유사 케이스 후기 보여 주기 '이 분도 처음엔 걱정하셨어요'	치료 결정 도움
SNS	후기 캡처 + 의학적 설명 추가 Before/After 스토리	팔로워 참여 유도

03
ChatGPT로 리뷰 분석하기
─ 실전 활용법

리뷰 분석은 단순히 '좋다/나쁘다'를 구분하는 것이 아닙니다. 보호자들이 진짜로 원하는 것이 무엇인지, 우리 병원의 강점과 약점이 무엇인지를 데이터로 파악하는 과정입니다. ChatGPT를 활용하면 수백 개의 리뷰도 체계적으로 분석할 수 있습니다.

Step 1. 리뷰 수집과 정리 – 체계적으로 모으기

리뷰 수집 채널별 특징
- **네이버 플레이스**: 진료 경험 중심의 상세 후기
- **카카오맵**: 접근성, 주차 등 편의성 언급 많음
- **구글맵**: 외국인 보호자 의견, 객관적 평가
- **병원 자체 설문**: 가장 솔직한 피드백

수집 방법
1. 최근 6개월 리뷰 전체 복사(최소 30개 이상)

2. 엑셀이나 구글 스프레드시트에 정리
3. 날짜, 별점, 내용을 구분해서 저장

[리뷰 정리 양식]

날짜 | 플랫폼 | 별점 | 리뷰 내용 | 답변 여부
2024.11.01. | 네이버 | 5 | 친절하고 설명이 자세해요… | O
2024.11.02. | 카카오 | 3 | 대기시간이 너무 길어요… | X

Step 2. ChatGPT 프롬프트 전략 – 단계별 분석법

🔍 1차 분석: 전체 트렌드 파악

아래는 우리 동물병원의 최근 6개월 리뷰입니다. 다음을 분석해 주세요.

1. 감정 분석
- 긍정/부정/중립 비율
- 별점별 주요 감정 키워드

2. 빈도 분석
- 가장 많이 언급된 단어 TOP 10
- 긍정 리뷰에서 자주 나온 표현 5개
- 부정 리뷰에서 반복되는 불만 사항 5개

3. 카테고리별 분류
- 진료 관련 언급
- 비용 관련 언급
- 시설/환경 관련 언급
- 직원 응대 관련 언급

[리뷰 데이터 붙여넣기]

🔍 2차 분석: 심층 인사이트 도출

위 분석을 바탕으로 다음을 추가 분석해 주세요.

1. 보호자 페르소나 3개 도출
- 각 페르소나의 주요 관심사
- 병원 선택 기준
- 불만 포인트

2. 경쟁 우위 요소
- 우리 병원만의 차별점
- 보호자가 추천하는 이유
- 재방문 동기

3. 개선 우선순위
- 시급히 개선해야 할 3가지
- 각 개선사항의 예상 효과
- 실행 난이도(상/중/하)

🔍 3차 분석: 마케팅 전략 수립

분석 결과를 바탕으로 마케팅 전략을 수립해 주세요.

1. 핵심 메시지 3개
- 각 메시지별 타깃 보호자
- 활용 가능한 채널

2. 콘텐츠 아이디어 10개
- 블로그 주제 5개
- SNS 캠페인 3개
- 오프라인 활용 방안 2개

3. 리뷰 개선 전략
- 긍정 리뷰 유도 방법
- 부정 리뷰 예방 방안
- 답변 템플릿 3종

Step 3. 지속적 모니터링 – 월간 리뷰 분석 루틴

매월 마지막 주 금요일: 리뷰 분석의 날

[월간 리뷰 분석 체크리스트]
☐ 이번 달 신규 리뷰 수집 완료
☐ ChatGPT로 트렌드 변화 분석
☐ 지난달 대비 개선/악화 포인트 파악
☐ 다음 달 집중 개선 사항 1개 선정
☐ 베스트 리뷰 3개 선정 및 활용 계획
☐ 부정 리뷰 대응 현황 점검

Step 4. 고급 활용법 – 비교 분석과 예측

경쟁 병원과의 비교 분석

아래는 우리 병원과 주변 3개 병원의 리뷰입니다.
비교 분석을 통해 우리 병원의 포지셔닝 전략을 제안해 주세요.

[우리 병원 리뷰]
[A병원 리뷰]
[B병원 리뷰]
[C병원 리뷰]

1. 각 병원의 핵심 강점 1개씩
2. 우리 병원만의 차별화 포인트
3. 벤치마킹할 만한 요소
4. 시장 내 포지셔닝 제안

시계열 분석으로 트렌드 예측

6개월간 월별 리뷰를 분석해 주세요

[1월 리뷰] [2월 리뷰] ... [6월 리뷰]

1. 시간에 따른 평가 변화 추이
2. 개선된 부분과 악화된 부분
3. 계절적 패턴 존재 여부
4. 향후 3개월 예상 이슈

ChatGPT 리뷰 분석의 실전 팁

효과를 높이는 5가지 원칙

1. 구체적인 숫자로 요청하기
- × 주요 키워드 알려줘
- O 빈도 TOP 10 키워드와 각 등장 횟수 알려줘

2. 맥락을 함께 분석하기
- × 친절이란 단어가 몇 번 나와?
- O 친절이란 단어가 긍정/부정 맥락에서 각각 몇 번?

3. 실행 가능한 제안 요청
- × 개선 방안 제시해 줘
- ○ 1주일 내 실행 가능한 개선 방안 3개 제시해 줘

4. 정기적으로 누적 분석
- 월 1회 정기 분석으로 트렌드 파악
- 분기별로 큰 그림 점검

5. 분석 결과를 팀과 공유
- 직원들과 함께 개선점 논의
- 실행 후 효과 측정

분석에서 실행으로 – 90일 로드맵

1-30일: 현황 파악
- 전체 리뷰 수집 및 1차 분석
- 주요 문제점 3개 도출 및 실행

31-60일: 개선 실행
- 도출된 문제점 순차적 개선
- 강점은 더 강화하는 캠페인
- 중간 점검 및 보호자 피드백

61-90일: 효과 측정
- 개선 후 신규 리뷰 분석
- 변화된 부분 정량적 측정
- 다음 분기 계획 수립

04
리뷰가 만드는 우리 동물병원

　동물병원 브랜딩은 거창한 시그널이 아닌, 작은 리뷰 한 줄에서 시작될 수 있습니다. 부정 리뷰도 정성스럽게 대응하면 신뢰가 되고, 보호자의 언어를 다시 전달하면 콘텐츠가 됩니다. 후기를 기반으로 보호자 경험을 다시 설계하면, 마케팅은 단절되지 않고 순환됩니다.

리뷰에서 브랜드가 탄생하는 과정
1단계: 보호자의 언어 발견하기
　보호자들은 우리가 생각지 못한 방식으로 병원을 표현합니다. 한 동물병원의 실제 사례를 보겠습니다.

- 원장이 생각한 병원 특징: '최신 장비를 갖춘 전문 병원'
- 보호자 리뷰에서 발견한 표현: '우리 아이 무서워하지 않게 해 주는 병원'

이 차이가 바로 브랜딩의 시작점입니다. 우리가 강조하고 싶은 것과 보호자가 실제로 가치 있게 느끼는 것의 교집합을 찾는 것, 그것이 진짜 브랜드입니다.

2단계: 반복되는 표현이 정체성이 된다

리뷰 속 반복 표현	브랜드 키워드로 전환	활용 방법
설명을 정말 잘해 주세요	#설명잘하는병원	블로그 시리즈: 오늘의 진료 설명
아이가 안 무서워해요	#공포제로병원	SNS 캠페인: 우리 병원 적응기
깨끗하고 냄새 안 나요	#쾌적한동물병원	대기실 사진과 함께 청결 관리 비하인드
원장님이 직접 다 봐 주세요	#원장직접진료	원장 진료 철학 인터뷰 콘텐츠

리뷰를 동물병원의 자산으로 만드는 5단계 프로세스

Step 1: 수집과 분류
- 모든 리뷰를 감정별, 주제별로 분류
- 긍정 80%, 중립 15%, 부정 5%가 이상적

Step 2: 핵심 가치 추출
- 가장 많이 언급되는 3가지 키워드 선정
- 이 키워드가 우리 병원의 핵심 가치

Step 3: 증폭과 확산
- 좋은 리뷰는 병원 곳곳에 노출
- 대기실, 웹사이트, SNS, 명함까지

Step 4: 스토리텔링
- 리뷰를 바탕으로 병원 이야기 만들기
- "보호자가 말하는" 우리 병원 시리즈

Step 5: 순환 구조 구축
- 리뷰 → 개선 → 공유 → 새 리뷰의 사이클

리뷰로 만드는 콘텐츠 전략

리뷰는 동물병원의 성장 동력이 될 수 있습니다. 예를 들어, 리뷰 속 문구를 병원 슬로건으로 활용할 수 있습니다. 보호자들이 가장 많이 남긴 표현이 '믿고 맡기는 병원'이라면, 이를 공식 슬로건으로 채택해 병원의 신뢰 이미지를 강화할 수 있습니다. 자주 방문하는 보호자를 '홍보대사'로 삼아 인터뷰 콘텐츠를 제작하면, 진정성 있는 마케팅 자료가 됩니다.

또한, 리뷰 기념일을 만들어 100번째, 500번째 리뷰 작성자를 위한 이벤트를 열면 참여와 관심을 동시에 유도할 수 있습니다. 더 나아가 분기별로 '보호자가 본 우리 병원'이라는 리뷰 보고서를 발행해, 보호자의 시선에서 본 병원의 강점과 개선점을 투명하게 공유하면 신뢰도와 호감도가 함께 높아집니다.

주차	콘텐츠 유형	예시
1주	이달의 베스트 리뷰	가장 감동적인 후기 1개 선정, 스토리 추가
2주	리뷰 Q&A	리뷰에서 나온 질문을 모아 답변
3주	Before & After	치료 전후 변화와 보호자 후기 결합
4주	개선 리포트	"보호자 의견을 반영해 이렇게 바꿨습니다"

〈월별 리뷰 콘텐츠 캘린더 샘플〉

부정 리뷰도 브랜드가 된다
부정 리뷰를 전화위복으로 만든 실제 사례

[사례 1]
부정 리뷰: 대기시간이 너무 길어요.
→ 대응: 죄송합니다. 한 분 한 분께 충분한 시간을 드리다 보니…
→ 결과: '시간이 걸려도 꼼꼼히 봐 주는 병원'으로 인식 전환

[사례 2]
부정 리뷰: 가격이 비싸요.
→ 대응: '각 항목별로 투명하게 설명드리겠습니다.'
→ 결과: '비싸도 설명이 투명한 병원'으로 포지셔닝

리뷰 관리의 최종 목표는 '완벽한 별 5개'가 아닙니다

리뷰 관리의 최종 목표는 '완벽한 별 5개'가 아닙니다. 중요한 것은 진정성 있는 소통과 지속적인 개선, 그리고 보호자와 함께 성장하는 병원의 모습을 보여 주는 일입니다. 진짜 브랜드는 완

벽함이 아니라 진실함에서 시작됩니다. 실수를 인정하는 용기, 개선하려는 의지, 보호자와 함께 성장하는 자세가 필요합니다.

신뢰는 일관성에서 만들어집니다. 매일 같은 태도로 응대하고, 모든 리뷰에 같은 정성을 기울이며, 약속한 것은 반드시 실행해야 합니다. 작은 변화가 큰 차이를 만듭니다. 리뷰에서 지적된 사항을 하나씩 개선하고, 그 과정을 투명하게 공유하여 보호자가 변화를 체감하도록 하는 것이 중요합니다.

리뷰는 병원이 스스로 생각하는 모습이 아니라, 보호자가 실제로 경험한 병원의 모습을 비추는 거울입니다. 때로는 그 거울 속 모습이 불편하게 느껴질 수도 있지만, 그 안에서만 진짜 모습을 확인할 수 있습니다. 이제 리뷰를 단순한 평가가 아닌, 병원의 목소리와 방향을 보여 주는 자산으로 바라보아야 합니다. 매일 쌓이는 리뷰 한 줄 한 줄이 모여, 지역에서 가장 신뢰받는 동물병원을 만들어 갈 것입니다.

생각해 볼 만한 내용
- 우리 병원의 리뷰에서 가장 많이 나오는 단어 3개는 무엇인가요?
- 그 단어들이 우리가 원하는 병원 이미지와 일치하나요?
- 만약 다르다면, 그 간극을 어떻게 좁힐 수 있을까요?

💬 **운영TIP: '요즘 보호자들 평가가 어떤지 감이 안 오네'라는 생각 하신 적 있나요?**

병원을 운영하다 보면 '감'에 의존하게 되는 순간들이 많습니다. '요즘 보호자들 만족도가 어떤지 모르겠어요', '어떤 부분을 개선해야 할지 막막해요' 같은 고민들 말이죠.

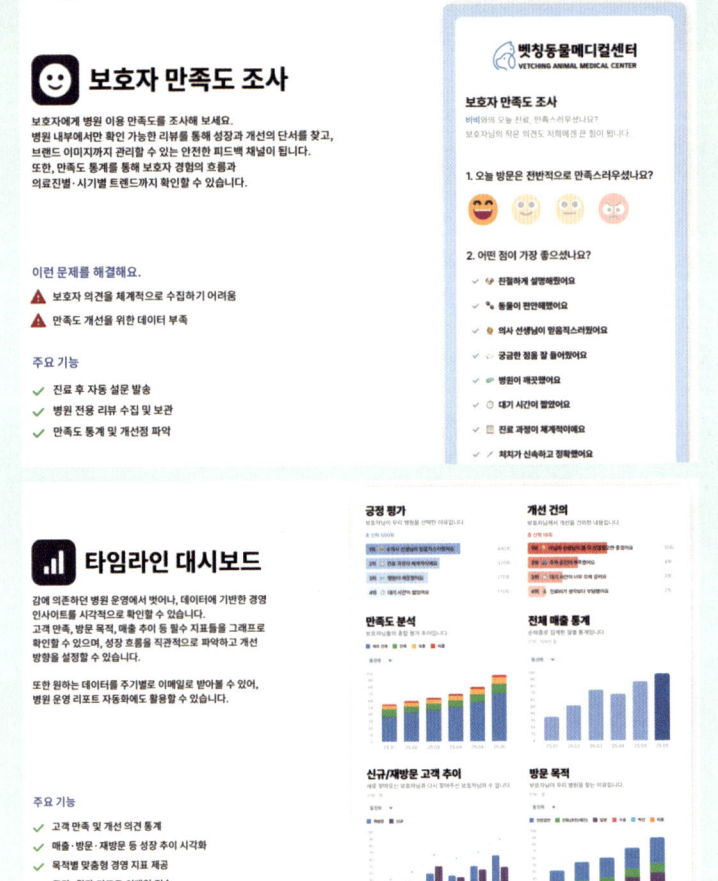

플러스벳의 **보호자 만족도 조사**와 **타임라인 대시보드**를 활용하면 이런 막연함에

서 벗어날 수 있습니다. 진료 후 자동으로 발송되는 만족도 설문을 통해 보호자의 솔직한 피드백을 수집하고, 긍정 평가와 개선 건의를 정량화해서 분석할 수 있습니다. 매출 추이, 신규/재방문 비율까지 그래프로 시각화되어 한눈에 파악 가능합니다.

8장

지속가능한 동물병원을 위한 성장 전략

동물병원 운영은 하루아침에 이루어지는 성과보다 매일 반복되는 꾸준한 노력에서 진짜 차이가 만들어진다. 성장하는 병원의 리더십은 원장 혼자서 모든 것을 감당하려 하지 않고, 체계적인 시스템을 통해 안정적으로 운영되는 조직을 만드는 것이다. 이번 장에서 다룰 '지속가능한 운영 전략'을 위해서는 현실적인 목표 설정과 단계적인 성장 계획, 그리고 의료진의 업무 효율성을 높이는 구체적인 방법들이 필요하다. 무엇보다 원장 자신이 건강하고 균형 잡힌 생활을 유지하는 것이 병원 전체의 안정적인 성장으로 이어진다는 점을 기억해야 한다.

01
지속가능한 동물병원을 꾸리는 심리적 전략

동물병원을 운영한다는 것은 진료와 운영을 병행한다는 뜻만이 아닙니다. 진료 외에도 예약, 수납, 고객 응대, 온라인 리뷰 관리, 홍보까지 전부 직접 판단하고 처리해야 하기 때문에, 정신적 에너지가 소진되기 쉽습니다. 그리고 그 피로는 종종 마케팅 회피, 보호자와의 거리 두기, 내부 기록 관리 지연 등의 형태로 나타나게 됩니다.

그렇다 보니 많은 동물병원 원장님들이 '*그냥 오늘 하루 무탈하게 마치는 게 목표입니다*'라고 말씀하십니다. 하지만 그런 하루가 계속되면 병원은 정체되고, 번아웃을 겪게 됩니다.

심리적 부담을 덜어내는 3단계 접근법
1단계: 완벽주의 내려놓기
- 모든 보호자를 만족시켜야 한다 → 최선을 다하되, 모두를 만족시킬 순 없다

- 실수는 용납할 수 없다 → 실수에서 배우고 시스템을 개선한다
- 혼자 다 해내야 한다 → 도구와 시스템의 도움을 받는다

2단계: 우선순위 명확히 하기

- 긴급하고 중요한 일: 응급 환자, 예약 진료
- 중요하지만 긴급하지 않은 일: 마케팅, 시스템 구축
- 긴급하지만 중요하지 않은 일: 단순 문의, 반복 업무 → 자동화

3단계: 작은 성공 축적하기

- 매일 한 가지씩 개선점 찾기
- 주간 단위로 작은 목표 설정
- 월간 단위로 성과 돌아보기

결정을 덜어 내는 구조 만들기

동물병원 원장님들은 하루에도 수십 번의 크고 작은 결정을 내려야 하기 때문에 의사결정 과정을 단순화하는 것이 무엇보다 중요합니다.

- 진료 후 보호자에게 보내는 안내 문자를 매번 작성하지 않고, 문자 발송 템플릿을 설정해 두면 일일이 고민할 필요가 없습니다.
- 백신, 심장사상충, 구충 등 정기 진료 후에는 자동으로 팔로업

메시지가 전송되도록 설정하여, 누락 없이 후속 관리를 이어 갈 수 있습니다.
- 보호자가 자주 묻는 질문은 템플릿화하여 직원들과 공유하고 단순 문의는 직원들이 응대할 수 있도록 합니다.

이런 구조는 결정 피로를 줄이고, 반복적인 판단을 대신해 줍니다.

반복 작업은 디지털 도구로 관리하기

매일 블로그를 쓴다는 결심보다, 진료 외 30분을 확보해 콘텐츠 소재를 누적 정리하는 루틴을 만드는 것이 지속가능합니다.

- 보호자 질문을 차트에 메모하여 기록해 두고 주 단위로 정리하면, 콘텐츠 제작이나 리뷰 응대에도 활용할 수 있습니다.
- 자주 묻는 질문(FAQ)을 간단한 문구로 정리해 두고, 필요할 때 바로 불러올 수 있도록 저장해 두는 것도 유용합니다.

02
감정적 소진을 줄이는 기록 중심 업무 흐름

진료 외 업무를 머릿속으로만 관리하면 피로도는 더 커집니다. 작은 반복 업무나 보호자 피드백, 후속 일정 등을 메모나 수첩이 아닌, 차트 시스템 안에 저장해 두면 혼자 일하더라도 정보가 단단히 쌓입니다.

보호자의 특이사항이나 진료 중 요청 사항을 차트 내 메모 또는 메시지로 정리해 두면 다음 진료 시 참고할 수 있습니다. 진료 기록과 커뮤니케이션 히스토리를 한 화면에서 확인할 수 있는 구조는, 기억에 의존하는 진료를 줄이고 기록 기반 진료로 전환할 수 있게 도와줍니다.

지속가능한 성장을 위한 시간 관리

병원 규모에 따라 원장의 시간 배분도 달라져야 합니다. 1인 병원에서는 진료 시간이 70%를 차지하고 운영 시간 20%, 성장을 위한 시간 10% 정도가 적절합니다. 3인 팀으로 확대되면 진료 시간은 60%로 줄이고 운영 시간을 25%, 성장 시간을 15%로 늘릴 수 있습니다. 5인 이상의 팀에서는 진료 시간을 40%까지 줄이고 운영과 성장에 각각 40%, 20%를 투자하는 것이 바람직합니다.

진료 시간에는 환자 진료와 수술이 포함되고, 운영 시간에는 마케팅, 직원 관리, 시스템 구축 등이 들어갑니다. 성장 시간은 교육, 네트워킹, 전략 수립에 활용해야 하는데, 이 시간이 확보되어야만 병원의 지속적인 발전이 가능합니다.

감정 노동을 줄이는 대응 매뉴얼

동물병원에서 어려운 보호자와의 소통은 피할 수 없는 부분입니다. 하지만 유형별로 미리 준비된 대응법이 있다면 감정적 소진을 크게 줄일 수 있습니다.

과도한 요구형 보호자는 '모든 검사 다 해 주세요'라고 말하는 경우가 많은데, 이때는 필수 검사를 우선적으로 제안하고 단계적으로 접근하는 것이 효과적입니다. 가격에 민감한 보호자가 '왜 이렇게 비싸요?'라고 묻는다면 항목별로 상세하게 설명하고 선택 가능한 옵션들을 제공해 드리는 것이 좋습니다.

불신을 표하는 보호자에게는 '정말 필요한가요?'라는 질문에 의학적 근거를 명확히 제시하고, 가능하다면 사진이나 영상 자료를 활용해 설명하는 것이 도움됩니다. 감정적으로 대응하는 보호자가 '우리 애한테 왜 그래요'라고 할 때는 무엇보다 공감을 먼저 표현하고, 설명은 나중에 하는 것이 원칙입니다. 이런 패턴을 미리 정해 두면 상황별로 당황하지 않고 일관된 대응이 가능해집니다.

동물병원의 안정적 성장을 위해서는, 지속가능한 시스템을 만들어야 합니다

동물병원의 리더는 곧 병원 그 자체입니다. 하지만 그 리더의 에너지가 모두 소진되면 병원은 곧 정체되고 위축됩니다. 1인 병원이 지속가능한 구조를 갖추려면, 모든 것을 혼자 떠안기보다는 동물병원에서의 모든 상황을 예상 가능하도록 설계하고, 그 흐름에 나를 맡길 수 있어야 합니다.

일정을 정리하고, 반복되는 업무를 자동화하고, 감정적 부담을 기록 중심으로 분산하는 것. 그 자체가 리더십이며, 동물병원뿐만 아니라 수의사 자신을 돌보는 전략입니다. 진료라는 본질을 지키기 위해, 운영이라는 구조를 설계하세요.

(도움이 될 만한 자료)

• ChatGPT 활용 마케팅 프롬프트 20선

동물병원 마케팅을 운영하는 과정에서 ChatGPT를 어떻게 활용할 수 있을지 감이 잘 오지 않는 경우가 많습니다. 아래는 실제 현장에서 바로 응용할 수 있도록, 진료 → 예약·팔로업 → 보호자 경험 → 리뷰 응대 → 내부 운영 → 브랜딩 → 데이터 기반 관리까지 흐름 단위로 정리한 20개의 프롬프트 예시입니다.

1. 진료 기반 콘텐츠 자동화
- 오늘 진료했던 환자 유형을 기준으로 보호자에게 보낼 수 있는 안내 메시지를 작성해 줘.
- 피부질환이 있는 환자의 보호자를 위한 블로그 콘텐츠 제목을 5개 추천해 줘.
- 진료 중 자주 나오는 보호자 질문을 기준으로 Q&A 콘텐츠를 구성해 줘.

2. 예약·팔로업 자동화 흐름 구성
- 초진 예약 보호자에게 전송할 수 있는 웰컴 메시지를 진료 철학이 녹아 있게 써줘.
- 진료가 끝난 후 후기 요청 메시지를 정중하게 두 문장으로 써줘.
- 1개월 후 재진이 필요한 보호자에게 발송할 리마인드 메시지를 작성해 줘.
- 백신 접종 스케줄에 따라 알림톡 메시지를 월별로 예시로 구성해 줘.

3. 보호자 경험 향상용 프롬프트
- 수의사가 보호자에게 신뢰를 줄 수 있는 진료 설명 멘트를 3개 스타일로 제안해 줘.
- 대기 시간이 긴 상황에서 보호자에게 양해를 구하면서 신뢰감을 줄 수 있는 안내 멘트를 만들어 줘.

· 진료 후 보호자가 병원을 다시 찾고 싶어지게 만드는 팔로업 메시지를 써 줘.

4. 리뷰 & 응대 텍스트 자동화
· 긍정적인 리뷰에 감사를 표현하는 세련된 답글을 3가지 문체로 작성해 줘.
· 부정적인 리뷰에 정중하게 대응하는 답글 예시를 병원 입장에서 써 줘.

5. 병원 팀워크 & 내부 운영 개선
· 데스크 직원이 보호자에게 설명할 수 있는 예약/접수 프로세스 설명문을 써 줘.
· 병원 전체 팀이 공유할 수 있는 마케팅 업무 루틴을 주간 단위로 정리해 줘.
· 테크니션이 진료 중 보호자에게 제공할 후속 안내 멘트를 작성해 줘.

6. 콘텐츠·브랜딩 구성용 프롬프트
· 병원의 진료 철학이 녹아든 블로그 소개글을 다섯 문장으로 작성해 줘.
· 고양이 보호자 대상 콘텐츠에서 신뢰감을 주는 인사말을 3가지 써 줘.
· 병원의 브랜드 이미지가 일관되게 유지되도록 블로그/SNS/후기 톤 가이드라인을 정리해 줘.

7. 데이터 기반 운영 메시지 생성
· 지난달에 가장 많이 진료한 질환을 기반으로 보호자 대상 리포트용 메시지를 작성해 줘.
· 재방문율이 낮은 보호자 그룹에게 보내는 케어 메시지를 따뜻하게 작성해 줘.

활용 팁
· 프롬프트를 입력할 때 '대상(보호자/직원/온라인 독자)'과 '톤(정중/친근/전문적)'을 구체적으로 지정하면 결과물이 더욱 병원 상황에 맞게 나옵니다.
· 필요에 따라 예시를 요청하거나, 동일한 프롬프트를 여러 번 실행해 다양한 표현을 받아 보는 것도 효과적입니다.

• 팔로업 메시지 & 전화 예시 10선

진료 후 보호자에게 병원이 잊히지 않고, 다시 찾고 싶어지는 인상을 남기려면 팔로업이 중요합니다. 문자만으로도 충분할 때가 있지만, 상황에 따라 전화로 직접 확인하는 것이 더 신뢰를 줄 때도 있습니다. 아래는 문자와 전화 두 가지 형식으로 응용할 수 있는 예시들입니다.

1. 기본 감사 인사
· 문자: 오늘 방문해 주셔서 감사합니다. ○○이가 편안하게 회복하길 바랍니다.
· 전화: ○○ 보호자님, 오늘 내원 감사드립니다. 아이가 집에서 잘 지내고 있는지 확인차 연락드렸습니다.

2. 진료 후 관리 안내
· 문자: 오늘 안내드린 관리법을 지켜주시면 ○○이가 빠르게 회복할 수 있습니다.
· 전화: 집에서 약은 잘 먹고 있는지, 특별히 불편해하는 부분은 없는지 궁금합니다.

3. 집에서 상태 확인 요청
· 문자: 진료 후 ○○의 상태에 변화를 느끼시면 언제든 편히 문의 주세요.
· 전화: 혹시 집에 돌아가셔서 기침, 구토 같은 증상이 보이지는 않았나요?

4. 예방 차원의 리마인드
· 문자: 오늘 진료는 잘 마무리되었습니다. 정기 검진 시점이 되면 다시 안내드리겠습니다.
· 전화: ○○의 경우 1개월 뒤에 다시 한 번 검진을 권장드립니다. 날짜를 미리 잡아 두시면 편리합니다.

5. 긍정적인 보호자 경험 강화
· 문자: 보호자님의 세심한 돌봄 덕분에 ○○이가 건강을 되찾을 수 있습니다.

- 전화: 오늘 진료 때 보호자님께서 말씀해 주신 생활 습관 관리가 큰 도움이 되고 있습니다.

6. 재방문 유도
- 문자: 아이의 상태를 꾸준히 살피며, 다음 진료 일정도 함께 챙겨 드리겠습니다.
- 전화: "한두 주 뒤에 다시 체크해 보시는 게 좋습니다. 편하신 날짜를 잡아 드릴까요?"

7. 치료 후 특별 주의 안내
- 문자: ○○의 경우 오늘 이후 특별히 주의해야 할 점이 있습니다. 필요하실 때 바로 문의 주세요.
- 전화: 상처 부위가 붉어지거나 부어오르면 즉시 연락 주시는 게 좋습니다.

8. 보호자 심리 안정
- 문자: 작은 변화도 저희가 함께 챙기겠습니다. 걱정되시면 언제든 연락 주세요.
- 전화: 걱정되실 텐데 혼자 고민하지 마시고, 바로 연락 주시면 제가 확인 도와드리겠습니다.

9. 긍정적 관계 형성
- 문자: 다시 찾아 주셔서 감사드리며, 앞으로도 아이의 건강을 지켜 드리겠습니다.
- 전화: 항상 믿고 맡겨 주셔서 감사드립니다. 보호자님과 저희가 한 팀이라 생각합니다.

10. 후기 및 피드백 요청
- 문자: 오늘 진료가 도움이 되셨다면 소중한 후기를 남겨 주시면 큰 힘이 됩니다.
- 전화: 혹시 오늘 진료 중 더 보완되면 좋을 점이나 불편하셨던 점이 있었을까요?

활용 팁
- 문자는 짧고 정중하게, 언제든 다시 연락할 수 있다는 메시지를 주는 것이 핵심입니다.
- 전화는 보호자의 상황을 직접 확인하고 공감하는 데 효과적입니다. 다만 업무 부

담을 고려해 선택적으로 활용하세요.
- 같은 메시지라도 톤을 친근/전문/정중 등 병원 캐릭터에 맞게 변형하는 것이 좋습니다.

더 다양한 동물병원 운영에 도움이 될 만한 자료는, 플러스벳 블로그(https://vetching.cc/blog)에서 확인해 보세요.

감사의 말

이 책을 읽으시면서 '이론은 알겠지만, 현실은 다르지'라는 생각이 드셨을지도 모릅니다. 맞습니다. 현실은 언제나 이론보다 복잡하고, 예측할 수 없는 변수로 가득합니다. 하지만 기억해 주세요. 완벽한 시스템을 만들려는 부담보다, 오늘보다 내일이 조금 더 나은 병원을 만드는 것. 그 한 걸음이면 충분합니다.

이 책에서 전하고자 한 메시지는 하나였습니다. 병원 운영과 마케팅은 분리된 영역이 아니라, 병원이 보호자와 관계를 맺는 방식 그 자체라는 것. 그리고 그 방식은 단 한 번의 진료나 한 편의 콘텐츠로 완성되지 않습니다. 신뢰는 반복 속에서 자라고, 브랜드는 예측 가능성 위에 세워지며, 성장하는 병원은 늘 '다음'을 준비합니다.

결국 마케팅을 잘하는 병원이란 특별한 전략을 쓰는 곳이 아니라, 한번 정한 방향을 꾸준히 이어 가는 곳입니다. 조금씩, 천천히, 그러나 멈추지 않는 루틴과 태도가 보호자에게 신뢰로 남고, 다시 발걸음을 이끌어 옵니다.

여기까지 읽으신 원장님은 아마도 '마케팅'이 새로운 무언가가 아니라, 이미 병원 안에 있던 가치와 행동에 이름을 붙인 것임을 느끼셨을 것입니다.

사실 이 책에서 소개한 운영 팁들은 복잡하거나 어려운 것이 아닙니다. 자동 팔로업 메시지, 보호자 만족도 조사, 예약 리마인드, 백신 스케줄 관리, 진료 후 케어 가이드처럼 진료와 운영, 보호자 관리를 위한 차트의 기능들을 활용하는 것뿐입니다.

이 모든 팁을 실천하는 데 필요한 것은 단 하나, 플러스벳 차트입니다. 이제 시작해 보세요. 플러스벳과 함께라면 원장님의 병원도 충분히 가능합니다.

이 책과 플러스벳이 원장님의 병원이 지속가능한 성장을 이어가는 여정에서 든든한 동반자가 되기를 바랍니다.

함께 걸어와 주셔서, 진심으로 감사합니다.